亀田総合病院 KAMEDA-ERマニュアル（改訂第3版）

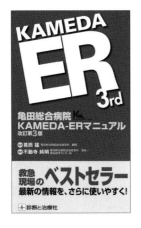

亀田総合病院救命救急科　顧問
葛西　猛　監修

亀田総合病院救命救急科　救命救急科部長／救命救急センター長
不動寺純明　編集

救急科研修医・若手医師のベストセラー，待望の第3版！自力で来院する軽症患者から，救急車・ドクターカー・ドクターヘリで搬送される遠方からの重症患者対応まで，日々のERで活用できる知識をコンパクトに収録．改訂第2版より5年の時を経て，全面見直しに加え新たに災害医療と潜函病の中でも減圧症への対応を追加した．南房総約50万人の生命を預かり，亀田総合病院で日々活躍する救急医たちの精髄がここにある．

□新書判　410頁
定価（本体3,200円+税）
ISBN978-4-7878-2203-1

■目次
I　心肺蘇生
1　2015AHAガイドラインアップデートでの主な変更点／2　心停止アルゴリズム（BLSおよびACLS）／3　心拍再開後のケア／4　ERでの気道確保
II　ERでよくみかける症候
1　意識障害／2　頭痛／3　めまい／4　けいれん／5　失神／6　胸痛・背部痛／7　動悸／8　呼吸困難／9　喀血・血痰／10　腹痛／11　悪心・嘔吐／12　下痢・便秘／13　吐血・下血／14　血尿／15　尿閉／16　下肢痛／17　脱／18　筋力低下
III　症候群各論
1　意識障害／2　胸痛・背部痛／3　動悸／4　呼吸困難／5　腹痛
IV　外因性疾患と損傷
1　外傷初期治療—JATEC™／2　熱傷の初期治療／3　中毒／4　生物化学兵器／5　原発事故による放射能汚染／6　溺水（drowning）／7　偶発性低体温症／8　熱中症／9　気管・気管支異物／10　消化管異物／11　高山病／12　刺咬症／13　縊頸（hanging, near hanging）
V　救急で知っておきたい感染症
1　ショックを伴う感染症／2　尿路感染症／3　肺炎／4　皮膚軟部組織感染症／5　破傷風／6　渡航者発熱／7　性感染症
VI　緊急を要する特殊病態
1　ショック／2　肝性脳症／3　腎不全／4　糖尿病性昏睡／5　低血糖／6　副腎不全／7　甲状腺クリーゼ／8　電解質異常
VII　救急疾患における画像検査の役割
1　外傷における代表的部位のX線撮影法と注意点／2　代表的骨折の分類／3　代表的臓器損傷の分類／4　Ai（Autopsy imaging, 死亡時画像診断）について
VIII　小外科手技
1　創傷の治癒について／2　皮膚の腫瘤性疾患／3　肛門疾患／4　爪の疾患／5　特殊な損傷
IX　他科救急疾患
1　小児科救急疾患／2　耳鼻咽喉科救急疾患／3　眼科救急疾患／4　産婦人科救急疾患／5　精神科救急疾患／6　整形外科救急疾患
X　救急医療におけるその他の手技・知識
1　救急医療における高気圧酸素療法／2　災害医療
XI　付録
1　皮膚のデルマトーム／2　救急外来でのグラム染色／3　救急医療に必要な法律的知識／4　トリアージ／5　小児薬用量早見表

診断と治療社

〒100-0014　東京都千代田区永田町2-14-2山王グランドビル4F
電話　03（3580）2770　FAX　03（3580）2776
http://www.shindan.co.jp/
E-mail:eigyobu@shindan.co.jp

(16.06)

あのHAPPYがパワーアップして帰ってきました！

HAPPY! こどものみかた 2版

大好評につきたちまち増刷！

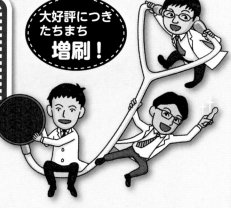

編著
- 兵庫県立こども病院感染症科 科長　笠井正志
- 医療法人明雅会こだま小児科 理事長　児玉和彦
- 神戸市立医療センター中央市民病院小児科 医長　上村克徳

A5判・392頁・2色刷　定価（本体4,400円＋税）　送料実費　ISBN 978-4-7849-4389-0

小児の病歴聴取や身体所見を初めて学ぶ人、改めて最初から学びたい人のための大人気書籍の改訂版。初版はテレビでも「医療本ベストセラー」と紹介されました。

History taking And Physical examination in Pediatrics for Young physicians

目次

I　総論
こどもの病気と臨床推論／小児の病歴の取り方／小児の身体所見の取り方／トリアージ／バイタルサイン／不機嫌：not doing well／成長／カルテの書き方／思春期／こどものこころの問題の病歴　臨床面接（病歴聴取）と小児の発達概論／虐待の身体所見

II　夜にどうする？
不機嫌：not doing well（何となく元気がない）／発熱／有熱性けいれん／喘鳴／腹痛／嘔吐

III　昼の症候学
発熱／発疹／痛み総論／胸痛／腹痛／咳／嘔吐／下痢／けいれん、失神、頭痛／運動の異常／発達の遅れ／尿の異常

IV　臓器別アプローチ
皮膚、髪の毛／リンパ節／頭部、顔／眼／耳／鼻、副鼻腔／口、咽頭／頸部／乳房／肺、胸郭／心臓／腹部／直腸・肛門／生殖器／四肢（骨、筋、関節、脊椎）／神経／虐待の身体所見

- ●診察シーンを、人手などいろいろと制約のある「夜間」の章と、検査などもしやすい「日中」の章に分けて解説しています。詳細は「臓器別アプローチ」の章で学ぶ構成です。
- ●無駄がない洗練された鑑別診断を挙げるために、今版では新たに、全編にわたってPivot & Cluster Strategyの概念を導入しました。
- ●小児科医をめざす医師はもちろん、日常診療や夜間救急・輪番などで小児を診察する機会のある一般内科医、小児科知識が必須の総合診療医にもおすすめです。

> 「良い小児科医になりたい、良い小児科医になるための方法を勉強したい、そして、それを皆とshareしたい、そんな情熱を持った若手～中堅の小児科医の力が結集した本」
> ——推薦文より抜粋　国立成育医療研究センター部長・窪田 満先生

 日本医事新報社
〒101-8718　東京都千代田区神田駿河台2-9

ご注文は
TEL：03-3292-1555
FAX：03-3292-1560
URL：http://www.jmedj.co.jp/

書籍の詳しい情報は小社ホームページをご覧ください。
[医事新報] [検索]

カラーシェーマ＆立体ボディマークでわかりやすい！

できるゾ読めるゾ 腹部エコー 2版
ABDOMINAL ULTRASONOGRAPHY

- 腹部に存在する代表的な疾患を、実際の超音波画像をもとに解説しています。
- カラーシェーマと立体的なボディマークにより、超音波断層図がどこを表しているのかが初心者でも一目でわかります。
- 実際に超音波検査の現場にいるような「Case Study」を大幅追加。

好評発売中

 監修　朝井 均
大阪教育大学名誉教授

 著　中村 滋
長吉総合病院臨床検査科

AB判・372頁・カラー　定価（本体6,000円＋税）
送料実費　ISBN 978-4-7849-4048-6

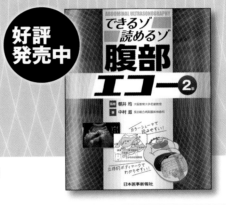

すべてのコロノスコピストが目指す究極の挿入法

カール先生の 大腸内視鏡挿入術
［Non-loop法］の挿入理論とテクニック

付録DVD ナレーション解説付き動画 190分

軽部病院　軽部友明［著］

◆ループを作らず、腸管をたわませずにスコープを進める［Non-loop法］の極意をあますところなく公開。

◆S状結腸の第1屈曲と最終屈曲に着目し、ループを作らない挿入法を4つのステップでパターン化。初心者にも分かりやすく図解しました。

◆患者さんに優しく、かつ安全性の高い検査を目指すコロノスコピスト必読の一冊です。

B5判・208頁・カラー［DVD付録付き］
定価（本体7,800円＋税）　送料実費　ISBN 978-4-7849-4431-6

好評発売中

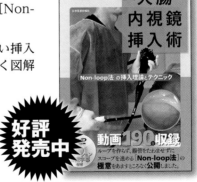

日本医事新報社
〒101-8718　東京都千代田区神田駿河台2-9

ご注文は
TEL：03-3292-1555
FAX：03-3292-1560
URL：http://www.jmedj.co.jp/

書籍の詳しい情報は小社ホームページをご覧ください。
医事新報　検索

Dr.高岸の総合診療メソッド

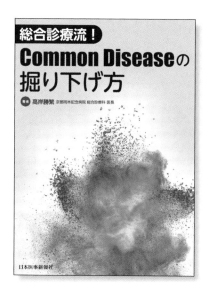

コモンな疾患を
「深く診る」ことで
診療能力は
飛躍的にアップする！

B5判・184頁・カラー　定価（本体4,500円＋税）
送料実費　ISBN 978-4-7849-4550-4

◆自他共に認める「医学文献マニア」の著者が伝授する「総合診療流」コモンディジーズの診かた。コモンな疾患を深く調べると、日常診療に余裕ができ、隠れた致命的な疾患、稀な疾患に気づく機会も増えます。

◆「そんな方法があったの？」「なんとなくルーチンで実践していたけど、そんな注意点があったのか……」目からウロコの診療ポイントが満載です。

総合診療流！
Common Diseaseの掘り下げ方

著者　高岸勝繁
京都岡本記念病院 総合診療科 医長

1. 鉄欠乏性貧血
2. ビタミン B_{12} 欠乏症
3. 良性発作性頭位変換性めまい症
4. 急性前庭症候群
5. 副腎不全
6. 急性陰嚢痛：精巣捻転
7. 尿路結石症のピットフォール
8. 腹痛①：腹膜垂炎
9. 腹痛②：前皮神経絞扼症候群
10. インフルエンザを巡るあれこれ
11. 深頸部感染症
12. 肺炎①：肺炎の診断
13. 肺炎②：市中肺炎のマネージメント
14. 肺炎③：誤嚥性肺臓炎／肺炎
15. 尿路感染症いろいろ
16. 入院中の発熱, Clostridium difficile 感染症
17. 急性単関節炎：結晶誘発性か, 化膿性か
18. AST, ALT の上昇を見たときに
19. 市販薬による中毒症

日本医事新報社
〒101-8718　東京都千代田区神田駿河台2-9

ご注文は
TEL：03-3292-1555
FAX：03-3292-1560
URL：http://www.jmedj.co.jp/

書籍の詳しい情報は
小社ホームページをご覧ください。

医事新報　検索

巻頭言

　私自身が日常診療で感じていることなのだが，腹痛で何が一番難しいかというと，やはり診断にほかならない。

　救急病院の外科医であるため，急性腹症（腹痛）を診察する機会は比較的多いのだが，「どう診断していいのかわからない腹痛」や「初診での判断が結果的に誤診であった腹痛」はいつまでたってもなくならない。「どうしたらミスなく診断できるのだろう？」「何に着目すれば見落としが少なくなるのだろう？」と思い悩む日々が続いている。患者さんの高齢者比率はますます上昇し，非典型的な症状や所見に惑わされることも少なくない。

　そんな中でも，長く診療を続けているとなんらかの気づきがあり，「ここに注目すれば大きな間違いが起きにくいのではないか」「何を，より重要視すればよいか」がおぼろげながら形になりつつある。「指南」というレベルには到底達していないが，「ちょっとしたコツ」や「tips」くらいの価値はあるのではないかと考えている。とはいえ，その多くが"経験に基づく私見"レベルで，こういう文献にこう書いてあるので，と大っぴらに言えるようなシロモノではない。

　この度，実地医家を読者対象とするjmedmookで腹痛診療について書く機会を頂いた。そこで，実地医家の皆様の腹痛診察において「ちょっとしたコツ」や「tips」が少しでもお役に立つのであればと思い，まとめてみることにした。無論，エキスパートの方からみて違った視点，より効率的な考え方もあるであろうことを承知の上で記載している。

　本書では，初診での見落としを極力減らすための簡単なキーワードを抽出することをコンセプトとして，「手術や治療が早急に必要な疾患をピックアップすること」を最大の目標としている。そのため，初診時に想起する疾患を限定し，分類を簡略にすることを心がけた。

　膨大な腹痛疾患のすべてを網羅しようと考えると，かえってまとまりがつかなくなってしまう。たとえが悪いかもしれないが，はじめから難しいとわかっている試験で100点を取るために出題頻度に関係なく全範囲を網羅して勉強した結果30点を取るよりは，重要度が高く出題頻度も高い分野に絞って勉強して60点を取るほうがよいのでは，という考え方に基づいている。

　本書を紐解かれた方に，「こういう風に腹痛診察をしている人もいるんだな」という感想を持って頂けたなら私としては十分であるが，「それならば自分はこんな風に診て行こうか」というきっかけとなったり，日常診療で何か1つでも役立つことがあれば幸いである。

2016年10月

東京ベイ・浦安市川医療センター外科　窪田忠夫

jmed 46

あなたも名医！
パターンとキーワードで考える腹痛診療

重大疾患を見逃さないアプローチ法はこれだ！

第1章 腹痛診察を始める前に押さえておこう！

- 1 　1 腹痛診察の原則
- 10　2 腹痛診察のアルゴリズム

第2章 部位別のアプローチ法は？

- 14　**A** 上腹部痛のアプローチ
- 14　　1 まずは上部消化管穿孔と急性膵炎を考える！
- 18　　2 次に胆石疾患を考える
- 22　　3 忘れてはならない虫垂炎
- 24　　4 上腹部痛の鑑別疾患
- 30　**B** 下腹部痛のアプローチ
- 30　　1 何をさておいても下部消化管穿孔を考える！
- 35　　2 永遠に見逃しがなくならないのが急性虫垂炎
- 42　　3 下腹部痛の鑑別疾患
- 48　**C** 腹部全般痛のアプローチ
- 48　　1 最も恐いのは腸管虚血
- 52　　2 イレウスと腸閉塞を区別しよう
- 58　　3 腸閉塞（＝小腸閉塞）を分類しよう

| 64 | 4 | 大腸閉塞と小腸閉塞はまったく別物 |
| 69 | 5 | 腹部全般痛の鑑別疾患——腹部以外の疾患も含む |

第3章　年齢・性別によるアプローチ法は？

72	**A** 小児の腹痛へのアプローチ
72	1	痛いと言ったならば虫垂炎を考える
77	2	腸重積は痛くない？
82	3	強い痛みは"捻り"を考える
88	4	小児の腹痛の鑑別疾患
93	**B** 女性の腹痛へのアプローチ
93	1	キーワードで考える女性の腹痛
101	2	捻転は精密画像でも見えません？！
106	3	女性の腹痛の鑑別疾患
110	**C** 高齢者の腹痛へのアプローチ
110	1	「腹痛を示す疾患＝腹部の疾患」ではないかもしれない
114	2	キーワードは透析と心疾患
117	3	発熱と低体温に要注意

第4章　イレウスと診断するなかれ！——症例でみてみよう

120	1	症例1	3日前からの腹痛，嘔吐もみられた44歳女性
127	2	症例2	昨日からの間欠的な腹痛，嘔吐もみられた62歳男性
132	3	症例3	数年前からみられた腹痛の増悪と下血で来院した27歳男性
137	4	症例4	腹痛と食欲不振があり就寝中に意識障害を起こした83歳男性

第5章　注意を要する診断名はこれだ！

143	1	尿管結石
148	2	アニサキス症
151	3	特発性細菌性腹膜炎
156	4	腹部大動脈瘤

| 161 | 索引 |

あなたも名医！ jmed 46

パターンとキーワードで考える腹痛診療

重大疾患を見逃さないアプローチ法はこれだ！

東京ベイ・浦安市川医療センター外科
窪田忠夫 [著]

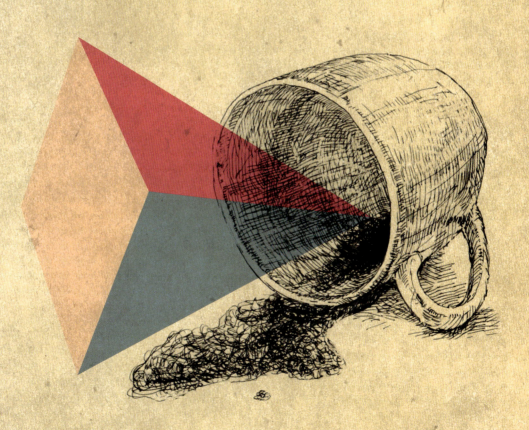

1章 腹痛診察を始める前に押さえておこう！

1 腹痛診察の原則

> 基本原則 その1 ── 初期診断をつける
> 基本原則 その2 ── 診断名は疾患名をつける（病態名は原則不可だが，「上部消化管穿孔」など，治療に直結する病態名は可）
> 基本原則 その3 ──「自然軽快する疾患」「慢性疾患」「きわめて稀な疾患」は初期の鑑別に挙げない
> 基本原則 その4 ──「上腹部」「下腹部」「腹部全般」の3部位に分けて考える
> 基本原則 その5 ── 女性と小児は別のカテゴリーで考える
> 基本原則 その6 ── 発症様式の病歴聴取を最も重要視する

- □→ 上記は腹痛を診るときの基本原則であるが，これらはより正確な診断にたどり着くためのものではない。「手術や処置が早急に必要な疾患」の見落とし・見逃しを少しでも少なくするために注意すべき事項（原則）である。
- □→ したがって，この原則だけで考えると漏れてしまう疾患が出てくる。しかし，腹痛は「想起する疾患の種類が多すぎること」が正診にたどり着きにくいことの一因となっているので，漏れなく網羅しようとするとかえって思考過程で足をとられてしまう。
- □→ そこで，ここではあえて，対象疾患・病態を絞ることにより，いつでも繰り返し行える方法を提唱したい。

基本原則 その1 初期診断をつける

●→ 病歴聴取と身体所見を取り終わった時点で必ず初期診断をつけ，鑑別疾患を挙げる

- □→ この「診察をして診断をつける」という至極当然な作業が意外に行われていない。では，腹痛に対してどのような作業（診療）が行われているかということについて，少し例を挙げて考えてみよう。

例1 　**まず病歴聴取と身体診察を行い，次にCTを撮影する**
- ▶「この診療の流れのどこがいけないの？」と思われるかもしれないが，このパターンは，病歴聴取と身体診察が終わった段階で初期診断がなされていない。
- ▶この場合，CTに明確な所見があれば画像診断＝診断となり，CTの所見があいまいな場合には診断がなされない，という結果に陥る。
- ▶つまり，診断に起用した情報はもっぱらCTの所見であって，せっかく収集した病歴や身体診察の情報が診断に生かされていない。これでは，診察をしてもしなくても，CTだけあれば結果は一緒！　である。

- 昨今の画像検査の精度はますます上昇し，かなりのパーセンテージでCTのみでの診断が可能となっている。加えて，IT環境の整備に伴い画像診断医によるコンサルトや読影レポートが普及してきたため，極論すると，CTのオーダーさえすれば自分は何もしなくても診断できるということにもなる。
- しかし，上記のようなアプローチには以下に示す3つの大きな問題がある。

> ①CT検査機器がない＝診断ができない
> ②CT画像に所見が現れない（現れにくい）疾患は診断できない
> ③画像で見つかった問題が，本当に今回の問題なのかの確証はない

- CTのない診療所はいくらでもあるだろう。症状が強い場合は病歴と身体所見だけで重篤な疾患を除外するのはやめたほうがよいが，CTがないからといって「症状が軽ければ経過観察」，「痛みが強ければ紹介」というだけでは寂しい。症状が軽い場合にもケアすべき疾患をぜひ引っかけたいものだ。
- 高齢で基礎疾患を有する患者さんが，何度聞き直しても，明確な突然発症の左下腹部痛があり，しかもそれが排便後であったならば，たとえ腹部所見がソフトで反跳痛がなくても，局在する圧通部位があるのなら「宿便性穿孔（下部消化管穿孔）」は鑑別から外すことはできない。

● **CT検査で何でも診断できる？！**

- CTさえ撮影すれば（見る人が見れば）なんでも診断できるかと言えばそうでもない。たとえば非閉塞性腸管虚血（non occlusive mesenteric ischemia；NOMI）という疾患がある。きわめて致死率の高い疾患で，早期診断と早期治療が救命の鍵と言っても過言でない。この疾患は，CTではほとんど特異的な所見は示さない。結果的に手術でNOMIとわかった症例で，そこに行き着くまでに何度もCTが撮影されていたというケースに遭遇した経験のある方もいることだろう。

- さらにCTで大きな異常があった場合，ほとんどはその異常が今回の症状と関連するのだが，ときに今回の病態とは（直接）関係がない異常に目が行ってしまい，本来の原因のほうがマスクされてしまうこと（CTによるミスリーディング）も起こりうる。
- CTを撮ったら6cmの腹部大動脈瘤が見つかって，（破裂の所見はないので）切迫破裂と判断して心臓外科医を呼んで手術してみたら急性虫垂炎だった，というケースも経験したことがある。
- あとで話を聞いてみれば，腹痛は2日前から緩徐に始まった間欠痛で，当日から持続痛となって高熱が出てきたという，典型的な穿孔性虫垂炎のそれであった。

画像検査の実施は何の疾患を疑っているかで決まる

- そもそも，検査は診察に基づいた初期診断と鑑別疾患を確かめるため，あるいは否定するために行うものであるから，診察の結果必要ならば行えばよいし，必要でないなら行わなくてよい。
- 初期診断が「上部消化管穿孔」だから「胸部立位X線」でフリーエアを確認しよう，とか，初期診断は「胆石症」だから「超音波」で胆嚢内に音響陰影を伴う高輝度物質があるかどうか確認しよう，とか，検査の実施とその種類は，何の疾患を疑っているかで決まるものである。
- 「なんとなく軽症そうだからCTは撮らなくていいかな？」「ちょっと痛みが強そうだからCTを撮っておこうかな？」という感覚は必ずしも悪くはないのだが，毎回そういう方法で診療している場合は，一度手順を見直してみる必要があるだろう。

診療途中における診断の間違いや誤診はあくまで最終診断への過程

- 自分の下した判断が間違っているとバツが悪いし，診断するからには「当てたい」と思うのが偽らざる医師の本音だろう。ただし，だからといって，十分（すぎるほど）の情報が手に入るまで何も判断を下さないという姿勢もほめられたものではない。
- 診療途中における診断の間違いや誤診はあくまで最終診断への過程であって"失敗"ではない。仮に初診が外れていたとしても1つ可能性を消したわけだから，正解への道筋を絞った作業となっているはずだし一歩前に進んでいる。診断しなければ"ハズレ"はないが，一歩も前に進んでいない。
- 初期診断があればCTを撮ったときに，より微細な所見でも引っかけることができる。初期診断で予想しなかったような所見がCTで見つかったときに，「今回の異常はこの所見によるものなのか？」という冷静な視点で診ることができる。

まずは初期診断をつけよう！

- 初期診断がもし当たっていたら，とてもうれしいし，何より患者さんをより早く治療に導くことができる。もし外れていたら，「何がまずかったのか？」「聞き残した病歴があるのか？」「身体所見の取り方が甘かったのか？」「考え方に問題があったのか？」きっと反省することだろう。
- そうすることがスキルアップにつながり，次の患者さんに生かされていく。失敗と思える事態がなければ反省することもないし，向上もない。

基本原則 その2 診断名は疾患名をつける

- 初期診断をつけるにあたって，守らなくてはならないルールがある。診断名は「疾患名」でなくてはならない。
- 異なる疾患を包括した病態名を診断としてはならない。以下に不適切例を挙げてみよう。

例2

「便秘／腹部膨満」などは症状であって疾患ではない

- ▶「イレウス」を「＝腸閉塞」の意味で使用するならよいが，びまん性の腸管拡張に使用するならばそれは病態であって疾患ではない。
- ▶「胃けいれん／胃腸炎」なども疾患名ではない。痙攣は脳神経に起因して骨格筋に起こる現象である。平滑筋に起こるのは"攣縮"であって"痙攣"ではない。胃腸炎はよくつけられる診断で，教科書にも書いてあったりするが，残念ながらこれも疾患名ではない。
- ▶胃腸炎と言われているもののほとんどは，実際は"腸炎"で，原因がウイルス性にせよ細菌性にせよ小腸もしくは大腸に病変の首座がある。
- ▶その際"胃"が同時に病変部となることなど通常考えられない。嘔吐したあとに胃粘膜が荒れていることはあるかもしれないが，それ自体は病気ではない。
- ▶胃炎の多くは感染性ではなく，必ずしも痛みを伴うわけではない。病原微生物に起因する胃炎などアニサキス症くらいで，その場合，腸が同時に病変部となることも考えがたい。したがって"胃腸炎"という診断は，つけたと同時に100％の確率で"ハズレ"となってしまう。胃腸炎という診断が通常あまり問題にならないのは，そう診断された場合のほとんどが自然軽快しているので，当たっていようがいまいが関係ないからである。つまり，「胃腸炎」と言うかわりに「よくわからないけれど，自然に治るのではないか？」と言ってもまったく変わらない。

- 具体的な疾患名でなく病態名でもよい例外が以下の3つである。

  > ① 消化管穿孔
  > ② 腸管壊死
  > ③ （大量）腹腔内出血

- これらの病態は，原因となる疾患が特定されようがされまいが，手術を必要とする病態であるので，ここまで判断できれば治療方針が明確となる。
- 本来，急性期の初診では正確な診断をつけることは必須ではない。診断が正確であることよりも，治療方針が明確となることのほうが優先される。
- したがって，治療方針が手術と決まれば，それ以上細かい診断は必須ではない。しかし，治療方針が特定されないまま診断もせずに止まってしまうと，本来必要な治療に進むのが遅れてしまい，いわゆる"hospital delay"の原因となってしまう。
- 診断がわからずに経過観察するのは（実際そういうことがあるとは思うが），最も避けたいプラクティスの1つだ。
- 軽く反跳痛があるが（バリバリのリバウンドはない），よくわからないのでとりあえず「腹膜炎」などと診断しても，手術が必要な消化管穿孔から，保存的治療となる急性膵炎やSBP（原発性細菌性腹膜炎）までいろいろな疾患を含んでしまう。

基本原則 その3　自然軽快する疾患や慢性疾患，きわめて稀な疾患は初期の鑑別に挙げない

● 自然軽快する疾患を初めから鑑別に挙げない

- 放っておいても治る疾患であっても，ズバリ診断できたら医師はうれしいし，診断された患者さんも，自分の病態がわかってほっとするだろう。しかし，仮に正確に診断できなかったとしてもアウトカムは変わらない。
- 要するにそれは，医師が介在する意義が低いことを意味している。「基本原則 その2」で「そんな疾患はない」とした「胃腸炎」を「胃炎」と「腸炎」に分けたとしても，一部の例外を除いてどちらも自然軽快する疾患であり，手術を要するわけではない。
- 10回胃炎と言い続けて胆石を1例見逃すよりも，毎回「胆石発作かもしれない」と疑い続けて1例を引っかけたほうがよい。10回腸炎と言い続けて虫垂炎を1例見逃すよりも，毎回「虫垂炎かも」と疑い続けて診察にのぞんだほうが，その1例を引っかけることができる可能性が高い。
- 最終的に「放っておいても治る疾患」の診断がつくとしても，入り口は必ず手術が必要な疾患から考えていく習慣を身につけておくことは，腹痛診察において重要である。

- 自然軽快する疾患は，よくなった時点で初めて診断をつけても遅くない．しかし，痛みがおさまらないうちに「放っておいて治る疾患」の診断をつけるのはやめたほうがよい．

● 慢性疾患を初めから鑑別に挙げない

- 通常1回の診察ではなかなか診断に至らないような慢性疾患を初めから鑑別に挙げるのも頂けない．
- クローン病や膠原病に伴う腹痛も時に遭遇するが，急性期に問題となるのは穿孔などの手術適応があるかどうかであって，クローン病にせよ膠原病にせよ，初診日から原疾患に対する治療を開始することはまずないので，「可能性を念頭に置く」くらいにとどめるべきだろう．
- 過敏性腸症候群や便秘などの慢性の病態で，本来の主症状が腹痛でない疾患・病態を初期に想起することもよくない．後者はそもそも疾患名ではないことは前項でも述べた．
- メインの症状は過敏性腸症候群なら下痢であり，便秘は排便回数が少ないことであって腹痛は必須ではない．腹痛の初期診断に想起すべきはあくまでメインの症状が「腹痛」の疾患名である．

● 稀な疾患を初めから鑑別に挙げない

- 数年に1回経験するかどうか，医師によっては一生経験しないかもしれないレベルの疾患を初めから鑑別に挙げるのもよくない．
- ただし，稀な疾患は実際のところ初期診断に出てくる可能性はきわめて低い．病歴聴取と身体所見から引き出すのがそもそも困難だからだ．
- ところがひとたび検査の段階となりCTまで進むと，結構ポンポンと稀な疾患名が出てくる．以下に例を挙げてみよう．

例3 「傍十二指腸ヘルニア」と診断する必要があるのか？
- ▶ 内ヘルニアの一種である「傍十二指腸ヘルニア」の名前は有名で，内ヘルニアの中では比較的メジャーだが，日常診療で遭遇する確率は高くない．
- ▶ にもかかわらず，CTで十二指腸あたりに拡張した腸管があろうものなら，その診断名が挙げられることがある．
- ▶ 要するに大まかな位置情報（十二指腸）と頭の中にある十二指腸と関連した疾患を想起しただけであり，このような診断方法はあまりほめられたものではない．
- ▶ そもそも傍十二指腸ヘルニアがあったところで，存在するだけならば緊急で介入

しなくてはならない理由はない。ヘルニアに小腸が嵌頓して絞扼性腸閉塞（世間一般で"絞扼性イレウス"と呼んでいる病態）となった場合に緊急手術が必要となる。
▶ つまり，絞扼性腸閉塞かどうかがわかれば十分で，さらに細かい傍十二指腸ヘルニアであるかどうかという情報は緊急手術をする上では必要ない。

- このように，多くの稀な疾患も1つ階層を上げれば，一般的な疾患名として拾い上げることが可能であるので，ここはあえて引き出しを増やす必要はない。

基本原則 その4　「上腹部」「下腹部」「腹部全般」の3部位に分けて考える

- 次項の腹痛診療のアルゴリズムで述べるが，詳細な部位別評価は実用的でない。といって，部位別の評価がまったく無用なわけではない。
- 「内臓痛」はあいまいでぼんやりとした感覚しかないので（詳細な感覚があったら大変！　食べたものや便がどこにどうなっているか常に感じてしまう！），分類も詳細にするよりむしろあいまいにしたほうが対応しやすい。
- ここでは，3部位に分ける方法を提唱する。

● 患者さんに「どこが痛いですか？」と聞いて分ける

- 分け方はきわめて簡単で，図1の通り。そして，初期に鑑別すべき疾患（群）はそれぞれ部位別に分けられる。
- 図1に挙げた初期に鑑別すべき疾患（群）はすべて緊急手術が必要か，もしくは状況によって手術（処置）が必要な疾患である。

患者さんに「どこが痛いですか?」と聞く

① 臍上を手で押さえたら…
➡ 上腹部痛（上部消化管穿孔，急性膵炎，急性胆嚢炎，急性胆管炎，急性虫垂炎）

② 臍下を押さえたら…
➡ 下腹部痛（急性虫垂炎，下部消化管穿孔）

③ 痛みを押さえる手が腹部のあちこちをさまよったら…
➡ 腹部全般痛（腸閉塞，急性腸管虚血，破裂性腹部大動脈瘤）

図1 ▶ 腹痛を3部位に分ける方法と各部位別の初期に鑑別すべき疾患（群）

- → 明らかにここ，という圧痛部がある場合に，上腹部もしくは下腹部痛とする。痛がるけれど圧痛がない（乏しい），圧痛部位が広い，圧痛部位が絞りにくい，再現性が乏しいなどの場合には腹部全般痛として認識する。よくある記載の「臍周囲部痛」も，範囲が広いなら腹部全般痛に入れておこう。
- → 実際に診断するのはこれらの疾患以外になることのほうが多いが，図1に挙げた疾患が早期に手術となる代表的疾患であるので，何が来てもまずこれらが頭にすぐ浮かぶようにすると見逃しは少なくなる。
- → そうすると，上腹部の胆嚢炎と胆管炎を「胆石疾患」とまとめれば，各部位でせいぜい3〜4つの疾患を除外すればよいことになり，これなら日常診療で毎回行うことは難しくないであろう。

基本原則 その5　女性と小児は別のカテゴリーで考える

● 女性の腹痛で想起すべき疾患

- → 女性の場合には図1の部位による分類に，以下を加える。

> **女性の腹痛で想起すべき疾患**
> 若年者：子宮外妊娠，卵巣出血，卵巣（嚢腫/腫瘍）茎捻転
> 高齢者：破裂性子宮留膿腫

- → 妊娠可能年齢（状態）の腹痛で「妊娠」を考えるのは今も昔も鉄則だが，緊急を要するのは（卵管妊娠などが破けることによる）出血であって，「妊娠」ではない。大まかに言えば，若い女性で気をつけるのは「出血」と「捻った」の2つとなる。
- → 子宮留膿腫は高齢者以外ではまず経験しない。この疾患自体が念頭になくても，破裂性子宮留膿腫の臨床像は汎発性腹膜炎で重症感があるので誰の目にもとまる。
- → 問題はさらに重症化して敗血症の症状が前面に出て，消化管穿孔でも腸管虚血でもなさそうなときに，手術が必要な疾患が念頭に浮かばずに集中治療などで経過がみられてしまうことである。

> **小児の腹痛で想起すべき疾患**
> 乳幼児：腸重積
> 学童：急性虫垂炎
> どの年代の小児でも：捻転系の疾患（小腸・卵巣・精巣・胆嚢）

- → 新生児期には緊急の腹部手術が必要な疾患がいくつかあるが，これらは外来の日常診

療として経験するものではなく，腹痛としてピックアップされるものでもないので割愛する。

- そうした特殊なものを除くと，小児で念頭に置く疾患は意外に少ない。小さな子が（お腹が痛そうなとき）は腸重積，学校に行くくらいになった子の場合は急性虫垂炎が代表例となる。
- これに加えて"捻る"タイプの疾患も時に経験する。特に小腸捻転（中腸軸捻転でなくとも，通常の解剖でも腸間膜根部が短い場合には起こりうる）は診断が遅れれば生命の危機となり，救命できても小腸が温存できなければ，その後の人生で腸管から栄養をとれないという大きなハンディキャップを背負うことになる。

基本原則 その6　発症様式の病歴聴取を最も重要視する

- 腹痛を鑑別していく上で，最も重要視すべきは発症様式で，次の3つに区分される[1,2]。

> ①突然発症（sudden onset）：ある一瞬を境に発症するもの
> ②急性発症（acute onset）：異変を感じてから強い痛みを自覚するまでに10数分を要するもの
> ③緩徐発症（gradually onset）：痛くなるまでに数時間を要しているもの

- この発症様式については，本書では，sudden/acute/graduallyと表現してゆくこととする。
- このうち，sudden onsetの場合に重要疾患（緊急手術を要する）である可能性が高い。"急に"という表現ではsuddenかacuteかが区別しにくいので，これらを分けるような病歴聴取を心がけねばならない。

● 文献
1) Abdullah M, et al：Acta Med Indones. 2012；44(4)：344-50.
2) 窪田忠夫：ブラッシュアップ急性腹症. 中外医学社, 2014, p3.

1章 腹痛診察を始める前に押さえておこう！

2 腹痛診察のアルゴリズム

- 発症様式を重要視した鑑別アルゴリズムで挙げられている疾患数は多くないため，診察時に全部想起しやすい。
- たくさんの疾患を初めから横並びで鑑別に入れず，一刻も早く鑑別すべき疾患のみに絞って診察する。

1 部位別アプローチは役立たない？

- 腹痛の診療に携わる医師であれば誰しも，部位別に鑑別疾患が書かれた腹部の図を見たことがあるだろう（図1）。
- しかし，「腹痛を診るときにいつもこの図を頼りにしている」という医師はまずいないのではないか？ その理由は，この図は「その部位の臓器に関連する疾患が羅列されているにすぎず，役に立たない」からである。
- 医学生ならまだしも，一人前の医師ならばどこに何の臓器があるかはわかっており，その臓器のある部位を痛がっているならばその臓器に関連した疾患を想像するのは当たり前なので，解剖図という意味しかない。その一方で，腹痛として感じる部位と実際の臓器の位置とは一致していないことがあるので，部位の特定は必ずしも容易ではない。
- さらに，痛みの部位を本人すら"どこ"と，特定できないこともある。ただでさえ腹部内臓は数も多く立体的な重なりもあるし，内臓神経は体性神経のような詳細な位置感覚を有していないので，ぼんやりとしか痛みの部位がわからないことも多い。放散痛の部位がメインであれば，ますます特定はしづらくなる。
- では，従来のこうした「部位別の図」を使わないとすると，いったいどのようなアプローチをすればよいのだろうか？
- 部位別に考えること自体に意味がないわけではない。たとえば「恥骨の上あたりが痛

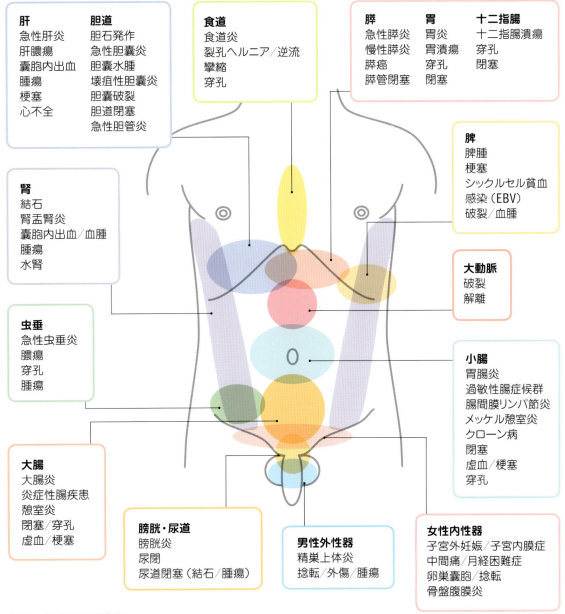

図1 ▶ 部位別鑑別疾患

> い」と訴えていた場合，最初に胆囊炎を考えるのはナンセンスだろう。
>
> □→ そこで，まず前項の「基本原則 その4」でも述べたように，大まかに上腹部痛，下腹部痛，腹部全般痛の3つに分けて考えるとよい。
>
> □→ つまり「細かい部位別に鑑別疾患を考えることはあまり役に立たない」が，大きく部位別に分けて考えることには意味がある。

2 ● 腹痛診察のアルゴリズム

2 アルゴリズムに沿って考えることの意味

- ☐ 発症様式（☞9頁「基本原則 その6」）を重要視した鑑別のアルゴリズム（図2）に沿って考える。
- ☐ 3つの部位別のアルゴリズムのほか，前項の「基本原則 その5」でも述べたように患者さんが女性や小児であった場合は別のカテゴリーとして考え，そのアルゴリズムも念頭に置く。
- ☐ このアルゴリズムは，これに沿って考えれば直ちに正診に近づくというものではなく，各々の場合に初めに鑑別したほうがよい疾患についてまとめたものである。
- ☐ 初めに鑑別したほうがよい疾患とは，すなわち"早急に治療したほうがよい疾患"であり，とりわけ"急いで手術（処置）を施すべき疾患"（全部ではないが）は，一刻も早く鑑別することが重要である。
- ☐ このアルゴリズムで挙げられている疾患数は多くないので，毎回の腹痛診察時にこれらすべてを想起することは難しくない。逆にこれ以外の疾患を初めから横並びで鑑別に入れてしまうと，煩雑になり，結局重要疾患が抜けてしまいかねない。
- ☐ 「すべての腹痛に適切に対処できるよい方法」というものはない。そこで，以降の章でも，「1人で診察したときに大外しをしない」ことを目的として解説したい。

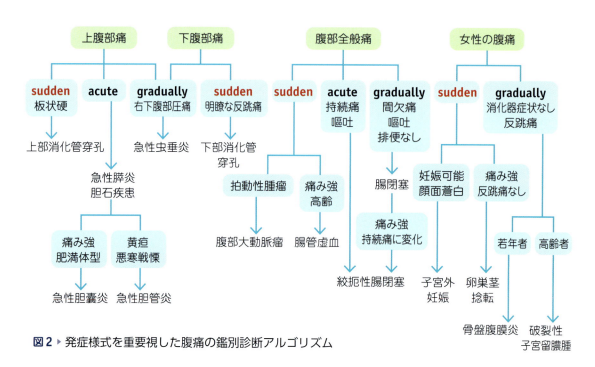

図2 ▶ 発症様式を重要視した腹痛の鑑別診断アルゴリズム

- 想定しているのは，診療所や小規模の医療機関での診療，あるいは総合病院での救急当直などで1人で診療をしなくてはならないような状況である。
- 診察後速やかに二次的な医療機関へ受診させるべき疾患のみを対象とし，仮に的外れな診断やマネージメントをしたとしても後日対処可能な疾患や自然軽快する疾患については言及しないこととした。

2章　部位別のアプローチ法は？

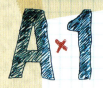

上腹部痛のアプローチ
まずは上部消化管穿孔と急性膵炎を考える！

- 発症様式はsuddenか？ acuteか？
- 痛みが違うと姿勢も違う。
- 発症時期と自発痛の部位を丁寧に聴取する。

1　上腹部痛の代表的な鑑別疾患

- 上腹部痛で鑑別しなくてはならない疾患は，他部位に比べるとやや数が多い。そこで重症度と重要度からピックアップすると，まず上部消化管穿孔，次に急性膵炎ではないかと考える。
- 本項で扱う膵炎は基本的に重症膵炎を想定している。いずれも強い上腹部痛で来院した場合には一見して「このまま帰すわけにはいかない」と感じるので，その点では安心かもしれない。

2　鑑別のポイント

● どんな人に発症しやすい？

- 上部消化管穿孔の一番の原因は十二指腸潰瘍で，比較的若年者から中年（20〜50歳代）で高齢者には少ない。やせ型の人に多い。逆に急性膵炎では内臓脂肪の多い方が典型となり，年齢に幅はあるが同じく高齢者には少ない。

● 発症様式と病歴

- この代表的な2疾患は発症様式（☞1章2 図2）の違いによって鑑別することが可能である。典型的な上部消化管穿孔はsudden onsetで，「あのときから痛みが始まった」

- という瞬間が存在する．それまでなんともなかったのが，一気にMAXの痛みがくる．
- したがって，「痛くなった瞬間に何をしていたか？」という問いに正確に答えることができる，「スイッチを入れたように痛みが始まったか？」という問いに「yes」と返答する，などが重要な病歴となる．
- これに対して急性膵炎はacute onsetで，「なんか変だな」と思いはじめてから唸るほど痛くなるまでにある程度の時間（十数分〜数十分）を要する．
- その他の病歴としては，上部消化管穿孔ならば喫煙やNSAIDs潰瘍の既往などがキーワードとなり，よくよく聴取すれば過去数週間以内の夕方や早朝（空腹時）などに心窩部の違和感といった症状を自覚していることがある．
- 急性膵炎であれば，飲酒，胆石の既往などを聴取できれば，検査前確率を上げる情報となる．

● 身体所見

- 典型的な上部消化管穿孔の身体所見はいわゆる"板状硬"で，反跳痛を確かめようにも腹壁が硬くて「揺れる」余裕がない．痛みのために臥位がとれないので，坐位をキープしていることがある．
- 一方，膵臓は後腹膜臓器なので，炎症があっても直ちに腹膜刺激症状を呈するわけではない．ただし，炎症が左右に広がって側腹部から前腹壁にまで波及すれば筋性防御を呈するので，重症の膵炎が上腹部穿孔の腹部所見を思わせることはめずらしくない．こうなると，腹膜刺激症状があるので，背中を丸めて腹壁が伸びないような姿勢（胸膝位）をとるようになる．
- 上部消化管穿孔の坐位も膵炎の胸膝位も腹膜刺激症状に対する体の反応で，消化管穿孔では腹腔内に病変がとどまっているのに比べて，膵炎は後腹膜腔に広がるために炎症がより広範に放散し，坐位すら無理となる．ただし，基本的に同じ対処（腹壁の緊張を和らげる）の結果なので，逆の姿勢をとっていることもあろう．
- 背部痛は膵炎で有名だが，疾患が十二指腸潰瘍ならば十二指腸球部以遠は後腹膜臓器なので背部痛が出現してもよい．ただし，膵炎のほうが左側に偏っているのに比して，十二指腸潰瘍の背部痛はほぼ正中となる．
- 結局のところ，上腹部痛を訴える患者を診たときにまず想起すべきはこの2疾患だけで，これらを鑑別する最大のポイントは発症様式がsuddenなのか？ acuteなのか？ となる（図1）．

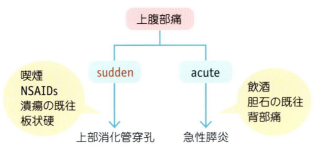

図1 ▶ 上腹部痛での鑑別診断アルゴリズム――まず想起すべき疾患は2つだけ！

3　ピットフォール

● 上部消化管穿孔

- 上部消化管穿孔では，その強い痛みのため発症早期に来院することが多いが，保存的治療が行われることもあるように自然経過で改善する可能性も十分考えられる疾患である．
- 症状が軽い場合には，発症から時間を経て（数日経って）来院することもある．この場合，発症様式はよくよく聞かないと「数日前からの痛み」として流されてしまいやすい．
- 逆に，数日経って症状が増悪して来院する（搬送される）こともある．この場合，既に重度の脱水や敗血症などでショックや呼吸障害，意識障害などの症状が主訴となり，こうした病歴が聴取しにくくなる．

● 急性膵炎

- 急性膵炎のピットフォールとしては，炎症が広がると自発痛の部位が上腹部でなくなってしまうことがある．背部痛は有名で，左側腹部痛もある．
- 注意を要するのは右下腹部痛．膵臓の前面から回盲部に向かって腸間膜（小腸間膜）があり，炎症性の滲出液がこれに伝わって下行した場合に，自発痛の部位として右下腹部痛を訴えることがある．ただし，こうした場合も炎症の首座である上腹部には圧痛があるはずだ．

● 下部消化管穿孔

- 上部消化管穿孔のピットフォールでもう1つ忘れてはならないのは，下部消化管穿孔である．上腹部とはいえ，胃にすぐ接する位置には横行結腸がある．上腹部を痛がって

いたので，上部消化管穿孔と思っていたら実は結腸穿孔であった，ということもある。
□→ ポイントとしては，下部消化管穿孔は高齢者に多いのと，結腸憩室が多発する場合には常に念頭に置きたい。
□→ 一般にフリーエアは上部穿孔で著明となるが，結腸穿孔で同様の所見となることもある。CT（特に単純のみの）だけで上部穿孔と決めつけるのは危険であろう。

2章　部位別のアプローチ法は？

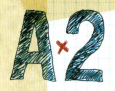

上腹部痛のアプローチ
次に胆石疾患を考える

- 胆石の痛みは上部消化管穿孔や急性膵炎と異なり，体動に左右されない。
- 高齢者，基礎疾患の多い人では痛みが弱い。
- 胆嚢炎と胆管炎の鑑別ポイントは黄疸の有無である。

1 まず想起すべき胆石疾患は？

- 上腹部痛において，上部消化管穿孔と急性膵炎のいずれでもなさそうならば，胆石疾患を考える。
- 胆石疾患で想起すべきは急性胆嚢炎と急性胆管炎の2つであり，胆石発作ははじめのうちは考えなくてよい。"発作"というからにはおさまることが前提になっているので，現在「痛い」と言っている人にそう診断してもしょうがない。発作がおさまったら「あれは胆石発作だった」と評すればよい。
- 同様に，総胆管結石が乳頭部を通過する際に痛みを生じることがあるが，今痛がっているのならこれも考える必要はない。

2 診断のポイント

● 痛み

- 典型的には胆嚢炎はacute onsetで始まる。ある一瞬を境に，というほど明確ではない。
- 心窩部から右季肋部にかけて痛みがあり，背部痛（右肩甲骨下角の下あたり）を伴うことも多い。
- 若年者ではかなり強い（いわゆるウンウン唸るような）痛みの場合もあるが，その痛

がり方は上部消化管穿孔や急性膵炎とはだいぶ違う。これらには腹膜刺激症状があり，動くと（腹膜が刺激されて）余計痛いので基本的にじっとしている。でも我慢できないのでときどき体位を変える。個人的にはこれを苦悶型（の痛がり方）と呼んでいる。

- 胆石の痛みは，初期は内臓痛であるため体動に左右されない。このため，身の置き所がないような痛がり方となる。尿管結石もこれと同様で，結石系の強い痛みを七転八倒型と呼んでいる。

● 身体所見

- 身体所見では，心窩部から右季肋部の圧痛，マーフィー徴候などが有名だが，胆囊が肋骨弓に隠れている場合，内臓脂肪や皮下脂肪が分厚い場合には典型的な所見を示さないこともある。
- そもそも，胆囊炎の原因となる胆石症は，どちらかというと肥満体型の人に多い。肥満体型では肝臓がより高い位置（頭側）にある。このため胆囊は上方（頭側）に押しやられて肋骨弓のはるか上，ということもある。こうなると，腹部から胆囊を押して圧痛を認めることは困難となる。

● ピットフォール

- 高齢者や基礎疾患（特に糖尿病）が多い人ではプレゼンテーションとしての"痛み"が弱く表現される。そのため，発熱で来院して身体所見で初めて右上腹部痛に気づく，聞かれない限り自分からは言わない，ということがあるので注意を要する。

3 胆囊炎と胆管炎の鑑別

- 胆石があって右上腹部痛がある場合，とかく「胆石症」あるいは「胆囊炎」と十把一絡げにされてしまいがちだが，その中に急性胆管炎のケースもある。
- 胆囊炎と胆管炎はその原因の多くが胆石症で，しかも胆石の出所は胆囊結石であるので，原因と解剖学的にはきわめて近い存在だが，病態的にはまったく別物で，治療法は異なる。
- 胆管炎の発症様式，病歴，身体所見はおおむね胆囊炎のそれと似通っているので，それだけに両者は厳密な区別が必要である。
- 一般的には胆囊炎のほうが胆管炎より痛がる印象がある。急性胆管炎の診断基準を定義したTokyo Guideline（TG13）[1]では腹痛の存在は必須となっていない。胆管炎

はむしろ発熱のほうが問題となって，腹痛も伴うというケースが典型的と言える。

● 身体所見

- 胆嚢炎では胆嚢が痛いのに対し，胆管炎では胆管の拡張に伴う肝腫大とこれによる肝被膜の緊張の痛みがある。
- 右側胸部叩打痛は胆嚢炎と同様に認めるが，心窩部や右季肋部の圧痛は胆嚢炎のように明瞭ではない。

● 黄疸

- 両者の一番の違いは黄疸の有無である。胆管炎では黄疸がみられるため，ほとんどのケースで黄疸の有無をもって鑑別してよいと思われる（図1）。黄疸がある場合には，エコーで胆嚢内に胆石をみつけただけで容易に"胆嚢炎"と言わずに，まずは胆管炎を考えたほうがよい。
- 例外として，黄疸を呈さない胆管炎も30％程度存在するし[2]，逆に黄疸を呈する急性胆嚢炎（表1）も存在する。

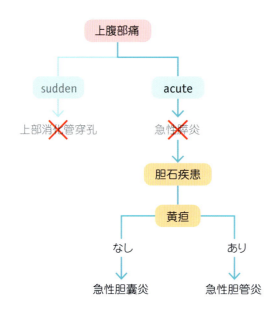

図1 ▶ 胆石疾患の鑑別診断アルゴリズム
「上部消化管穿孔と急性膵炎ではない」と感じた場合の次の思考プロセス。

表1 ▶ 急性胆嚢炎で黄疸を呈するケース

Mirizzi症候群	胆管炎を併発しているので黄疸を呈する
胆嚢穿孔	胆汁が胆嚢外（特に腹腔内）に漏出すると，再吸収され血清ビリルビン値が上昇する
敗血症	黄疸は重症敗血症と診断する所見の1つである。この場合，原疾患の種類は問わない

⬜▶ ここまでの作業がしっかりできれば，重要な上腹部痛の鑑別はほぼこなした．あとは，急ぎではない疾患か，レアな疾患ばかりとなる．コモンディジーズで唯一例外なのは虫垂炎となる（☞ 2章A3）．

◉文 献
1) Kiriyama S, et al：J Hepatobiliary Pancreat Sci. 2013；20(1)：24-34.
2) Mosler P：Curr Gastroenterol Rep. 2011；13(2)：166-72.

2章 部位別のアプローチ法は？

A×3 上腹部痛のアプローチ
忘れてはならない虫垂炎

- 心窩部を強く痛がる場合，「右下腹部にシフトする前の心窩部痛」を考える。
- 発症様式がgraduallyであれば虫垂炎を念頭に置く。

1 上腹部痛でも虫垂炎を考えよう

- 下腹部痛を呈する疾患という認識だけでいると，時に見逃すことがあるのが虫垂炎である（☞ 2章B2）。上腹部痛が虫垂炎の主訴であることはめずらしくない。
- 虫垂炎の典型的な病歴として，臍周囲もしくは心窩部から痛みが始まって，しだいに右下腹部に移動してくることは医師なら誰しもが知っている。にもかかわらず，右下腹部にシフトする前に心窩部を強く痛がって来院した場合に，虫垂炎が鑑別に挙がってこないことが多い。
- 当然ながら，心窩部を丹念に診察してもそこに所見があるはずもなく，胃腸炎との診断で帰宅させ，後日再来院するケースがみられる（患者さんが胃腸炎との診断を信じて我慢し続け，重症化した例もある）。

2 診断のポイント

- 虫垂炎の始まりはgradually onsetであるので，suddenでもacuteでもなくgraduallyと思ったら，まずは虫垂炎を念頭に置く。そして丹念に右下腹部を触診して，所見があればその可能性がぐっと高くなる。
- 虫垂炎で強い心窩部痛を訴えて来院するのは通常20～40歳代なので，その他の年齢層の場合には上腹部痛の鑑別に虫垂炎を挙げなくてもよいと思われる。
- 発症様式からsudden onset/acute onset/gradually onsetの3つに区分して，

図1に示す5疾患（上部消化管穿孔，急性膵炎，急性虫垂炎，急性胆嚢炎，急性胆管炎）をしっかり鑑別できたら，上腹部痛は8割方マスターしたと考えてよい。

また，この5疾患を最初に挙げておけば，自然軽快する疾患と診断した場合にも「やっぱりそうではなくて穿孔の可能性があるのではないか？」などと考えるきっかけになる。ハナから気にかけていない場合と比べると差が出るのではないだろうか。

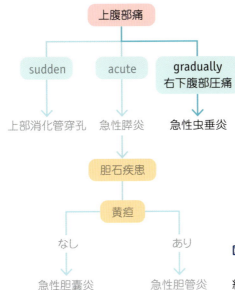

図1 ▶ 上腹部痛における虫垂炎の鑑別診断アルゴリズム
緩徐発症であった場合にはまず虫垂炎を否定する。

A×4 上腹部痛のアプローチ
上腹部痛の鑑別疾患

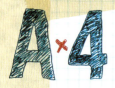

- 発症様式がsudden onsetの場合は基本的に重大疾患であることが多い。
- acute onsetでは身体所見や画像所見に乏しいものを"胃腸炎"と診断しない。
- 高齢者の上腹部痛では虚血性大腸炎を念頭に置く。

1 診断のタイミング

- 実臨床において，腹痛で来院して緊急手術になるケース，急な処置や入院が必要となるケースはそれほど多くない。現実的には5疾患（上部消化管穿孔，急性膵炎，急性虫垂炎，急性胆嚢炎，急性胆管炎）以外の診断に落ちつくことになる。
- ただし，そう診断するのは初診時でなくともよい。少なくとも経過をみるならば，良くなったのを確認して初めて（保存的治療でもよい疾患と）診断するほうが無難であろう。

2 上腹部痛におけるsudden onsetの鑑別（図1）

- 病歴からsudden onsetであることが明らかになった場合は，簡単に帰宅させてはならない。この発症様式は基本的に重大疾患であることが多い。

● 画像検査

- そのため，上部消化管穿孔を疑ったら画像検査を行う。CTであれば，フリーエアに加えて病変部の壁肥厚像などから疾患の部位が推定可能であろう。
- 穿孔部が胃の場合，壁肥厚部が全層性に造影効果を認めれば胃癌の可能性が高くなる。

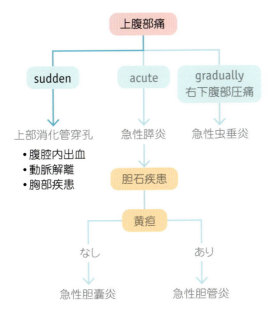

図1 ▶ 上腹部痛の鑑別診断アルゴリズム──sudden onsetの場合

- とりあえず消化管穿孔であることを確認して二次病院へ転送という手はずであれば，胸部立位X線で確認可能だ。
- ただし，画像検査でフリーエアが認められないことは消化管穿孔を否定することにはならない。10～20分坐位をとれば1mLのエアも感知可能とされている胸部立位X線での感度は70％程度であり，CTですら上部消化管穿孔のうち3％にはフリーエアを認めない[1]。
- 逆に，見つかったフリーエアで外科的処置を必要としないものが10％存在するという報告もある[2]。

● 病歴，身体所見

- 病歴や身体所見が上部消化管穿孔に矛盾せず，明らかに他の疾患であるという証拠もない場合は，画像所見の結果にかかわらず外科にコンサルトするのが王道と言える。
- 「sudden onsetだが，病歴と身体所見から上部消化管穿孔には合わないな」という場合の鑑別疾患を**表1**に挙げる。消化管穿孔以外に突然生じるのは血管疾患が主であり，出血と虚血がキーワードとなる。出血でも虚血でもない血管疾患には「解離」がある。
- 上腹部には虚血を生じる臓器が少ないので（胃はきわめて血流豊富，肝臓は動脈と門脈の二重支配なので一系統のみでは壊死しない，など），出血から考えるほうがよい。ピットフォールとしては，胸部疾患が腹痛と表現されることがある。

表1 ▶ 上部消化管穿孔以外のsudden onsetの鑑別疾患

出血性疾患	●破裂性大動脈瘤（上腹部というよりは腹部全般痛，もしくは臍周囲の痛みとして表現される） ●破裂性腹腔動脈（脾動脈瘤，胃動脈瘤など） ●破裂性肝細胞癌 ●脾破裂（EBV感染やITP，CMLなどでの報告が多いが，基礎疾患がない場合でもみられる）
動脈解離	●大動脈解離 ●上腸間膜動脈解離*
胸部疾患	●心筋梗塞 ●食道破裂（左胸痛としての主訴のほうが多い）

上腸間膜動脈解離を除けばすべて緊急性を有する疾患となる。
EBV：Epstein-Barr virus（エプスタイン・バールウイルス）
ITP：idiopathic thrombocytopenic purpura（特発性血小板減少性紫斑病）
CML：chronic myelogenous leukemia（慢性骨髄性白血病）

＊：解離に伴う腸管虚血や長期的に瘤形成しての破裂などの合併症の報告があるが，多くは数日で痛みが自然経過し，その後も合併症を生ずることなく経過する。罹患者も50歳代と，大動脈解離に比べるとやや若年であることも特徴である。

sudden onsetの診断ポイント

- 出血性疾患は重症ならばショックになり，出血量が多ければ超音波でエコーフリースペースが見えるだろう。ただし，腹部大動脈瘤が破裂しても通常エコーフリースペースを広範囲に認めることはない。そのようなケースであれば（おそらく）即死している。病院にたどり着くのは，後腹膜に血腫がとどまっている例であり，超音波で血腫を同定するのはきわめて困難であるが大動脈瘤の存在は容易にわかるであろう。
- 解離も超音波で血管内のフラップが見えることもあるが，疑うならばCTを要する。
- 心筋梗塞は，心血管系リスク患者の上腹部痛では常に疑うべきである。
- 食道破裂の多くは飲酒後の嘔吐など，誘因となる事象が存在する（かつてBoerhaave症候群と表記されたが，現在はeffort esophageal ruptureのほうが一般的である）。

3 上腹部痛におけるacute onsetの鑑別（図2）

- 実際のところ，多くの上腹部痛はacute onsetに含まれるであろう。上腹部痛で来院して，どこをどう調べても（特にCTで）何の所見もみられないときは，病変の首座は胃もしくは胆嚢であることが多いと思われる。

身体所見・画像所見

- 胃炎，特に急性出血性びらん［急性胃粘膜病変（acute gastric mucosal lesion；AGML）］は強い痛みを伴うことがあるが，びらんであるため後日内視鏡検査をして

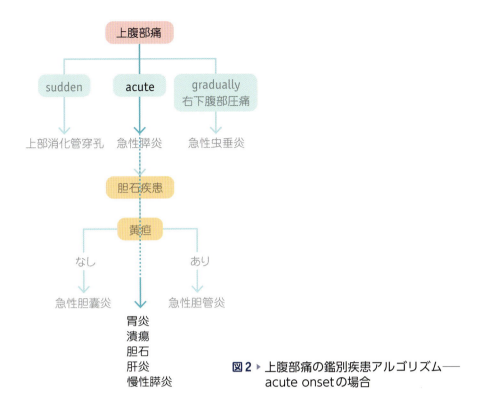

図2 ▶ 上腹部痛の鑑別疾患アルゴリズム——acute onsetの場合

も何の所見もない場合がある（当日か翌日に行えばAGMLの所見となるが）。

- 若年者の胆石はコレステロール結石が多く，そのCT値は胆汁とほぼ同じなので，CTで見えない場合が多い。胆嚢の腫大が目立たない場合には所見として「何もない」とされることもめずらしくないだろう。

● acute onsetの診断ポイント

- やはりここでやらないほうがよいのは，身体所見や画像所見に乏しいものに"胃腸炎"と診断名をつけてしまうこと。せめて"胃炎"にしておこう。そうすれば急性出血性びらんのほか，胃アニサキス症などがこれに含まれる。
- 胃潰瘍や十二指腸潰瘍で痛みを生じることはあるが，それらから出血して吐血・下血で来院する場合にほとんど腹痛は併存していない。したがって，腹痛のみで来たときは，上部消化管出血を鑑別に入れる必要はない。
- 腹痛とコーヒー残渣様嘔吐あるいは少量の出血という場合にも，消化管出血から入るのはよくない。「消化管出血は痛くない」と覚えておこう。
- 肝胆道系疾患では胆石症（胆石発作のみで胆嚢炎に至っていない）の頻度が高いが，診断はあくまで痛みがおさまったあとにつけるべきで，痛みがあるうちは"発作"として片付けてはならない。

● 肝炎と膵炎の鑑別

- ウイルス性肝炎は通常痛みを伴わない。腹痛として日常臨床で見かけるのは，アルコール多飲者の急性アルコール性肝炎で，肝臓の部位に一致して圧痛を伴う。このような慢性アルコール中毒では慢性膵炎も合併している場合がある。薬剤性の肝炎でも痛みを伴うことがあるが，通常軽微である。最近の薬剤ではアジスロマイシンに多い[3]。
- 慢性膵炎の急性増悪としての膵炎では膵酵素の上昇も乏しい（枯渇している？）上，画像的所見も乏しく，痛みのみということもめずらしくないので診断が困難なこともある。急性期の治療方針（対症療法）として両者を鑑別する意義は特にない。
- acuteは前述の3疾患（膵炎・胆嚢炎・胆管炎）が否定できればおおむね焦る疾患はない。ここがsuddenとの決定的な違いである。それゆえに，患者さんが「急に痛くなった」と言ったときにsuddenとacuteを鑑別することが重要となる。鑑別疾患を**表2**に挙げる。

表2 ▶ acute onsetの鑑別疾患

消化管系疾患	● 胃炎（急性出血性びらん） ● 胃アニサキス症 ● 胃潰瘍／十二指腸潰瘍
肝胆道系疾患	● 胆石発作* ● 急性肝炎 （ウイルス性肝炎は通常痛くない。アルコール性・薬剤性などは痛みがある）

*：痛みがおさまったのなら胆石発作の診断も考えられる。

4 上腹部痛におけるgradually onsetの鑑別 (図3)

- gradually onsetに含まれる疾患は少なく，acute onsetの疾患で急な発症という自覚症状がなかった場合にgraduallyの可能性がある。
- そのほか，通常腹部全般痛に含まれるようなウイルス性などの急性腸炎，特に上部空腸では上腹部痛となる可能性がある。この場合は，間欠的な痛みと嘔吐が主な症状となる。下痢は，上部空腸では早期に出現しないことが多い。

● 高齢者の上腹部痛

- 高齢者では虚血性大腸炎を念頭に置く。典型的には上腸間膜動脈領域と下腸間膜動脈領域の分水領である脾彎曲部を中心とするので左上腹部痛となるが，心窩部痛や左側腹部痛として表現されることがある。

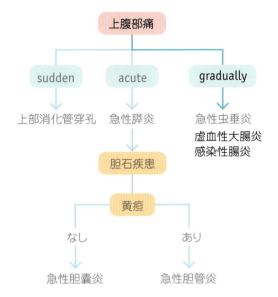

図3 ▶ 上腹部痛の鑑別疾患アルゴリズム──gradually onsetの場合

□→ 一過性の血便（鮮血）が出現することがあるので，この病歴をきちんと確認することが重要である。原則的には高齢者や動脈硬化性病変が基礎にある場合にのみ疑う。

◉文 献
1) Cho HS, et al：Eur J Radiol. 2009；69(1)：108-13.
2) McGlone FB, et al：Gastroenterology. 1966；51(3)：393-8.
3) Moy BT, et al：Conn Med. 2015；79(4)：213-5.

B×1 下腹部痛のアプローチ
何をさておいても下部消化管穿孔を考える！

- 下腹部痛を診たら，常に「下部消化管穿孔ではないか？」と考えよう。
- 注目すべきは発症様式。"sudden onset"であるかどうか。
- 典型的な下部消化管穿孔の身体所見は"明瞭な反跳痛"。

1 下腹部痛では常に下部消化管穿孔を考えよう

- 初期鑑別疾患を限りなく絞って考えるとしても，上腹部痛ではそれなりに考えなくてはならない疾患の数があることは既に述べた。
- 一方，下腹部痛はシンプルで，常に「下部消化管穿孔ではないか？」という視点を持ち続ければ大きな間違いはない。
- ここでも一番注目すべきは発症様式であり，消化管穿孔といえば"sudden onset"であるかどうかに最も着目したい。

2 "反跳痛"は下部消化管穿孔の典型的身体所見

- 典型的な下部消化管穿孔の身体所見として，"反跳痛"がみられる。それも，医師ならば誰がみても明らかに陽性とわかる明らかな"反跳痛"を有する状態となる。
- エビデンスが大好きな若手医師がいくら「腹膜炎の診断における反跳痛はエビデンスがない！ タッピング痛のほうが感度が高い」と言ったところで，この反跳痛だけは誰にでも容易に所見がとれる。

● 下部消化管穿孔の筋性防御

- 対照的に，上部消化管穿孔では，その強い筋性防御のために腹壁が「揺れる」余裕が

なく，多くの場合で反跳痛の所見は取りにくい。
- ☐→ もう1つの腹膜炎を示唆する所見である筋性防御は，下部消化管穿孔の場合には陽性と取られないことがある。
- ☐→ 下部消化管穿孔の筋性防御は上部消化管穿孔のようには硬くならないので，上部消化管穿孔の筋性防御（＝板状硬）を経験している人にとって，筋性防御とは感じない程度の硬さなのであろう。
- ☐→ 上部消化管穿孔の硬さは触った瞬間にそれと感じるのに比べて，下部消化管穿孔の硬さは触診に注意を集中して，やっと「ん？ これはちょっと硬いか？」と感じる程度であることもある。
- ☐→ 下部消化管穿孔のほうが罹患者の年齢が高齢であることが多いので，そもそも腹筋があまりないことも影響しているかもしれない。
- ☐→ あくまで，その人の普段の状態に比べて硬いのかどうかで判断しなくてはならないので，初めて診る人では難しくて当然かもしれない。

3 汎発性腹膜炎をどう考えるか？

- ☐→ 同じ消化管穿孔の汎発性腹膜炎（パンペリ）といっても，上部消化管穿孔のパンペリと下部消化管穿孔のパンペリはまったく別で，前者は胃酸や胆汁による化学的な刺激が炎症の主な原因であり，後者は初めから細菌性腹膜炎によるものである。
- ☐→ 後述する虫垂炎（アッペ）でも，穿孔すればパンペリとなりうるが，これは上部消化管穿孔のパンペリとも，下部消化管穿孔のパンペリとも異なる。
- ☐→ もし上部消化管穿孔と下部消化管穿孔とアッペのパンペリの3人がいて，身体所見だけで判断しろと言われたら，ある程度腹痛診療に精通した人なら（おそらく）区別可能だ。
- ☐→ 身体所見が汎発性腹膜炎ならば誰しもが消化管穿孔を考えるし，診断方針としては精査を進めたり，外科にコンサルトしたりすればよいので特に迷うところはない。パンペリは患者さんにとっては大変だが，担当医のマネージメントはわかりやすい。

● → **問題は身体所見が汎発性腹膜炎ではない場合**

- ☐→ 消化管穿孔部がフリーの腹腔内に交通している場合に汎発性腹膜炎の所見となる。ということは，消化管穿孔があってもフリーの腹腔内に交通していなければ，腹膜炎の所見としての反跳痛や筋性防御は出現しない。
- ☐→ 実は下部消化管穿孔ではたびたびこの状況が発生しうる。その原因部位は"S状結腸"

- にある。
- ☐ S状結腸は大腸であるため比較的幅の広い間膜を有するので，穿孔が腸間膜側で発生した場合に，内容物が腸間膜内にとどまりフリーの腹腔内に漏れ出ないことがある。
- ☐ 結腸壁が完全に裂けて，便が大腸外に漏れ出ているにもかかわらず腹部所見はマイルドなまま，本人もとりわけ激痛を訴えないことが（よく）ある。
- ☐ 宿便性穿孔（☞**メモ**），結腸憩室穿孔などがこの病態を呈する代表例と言える。こうしたケースでは，腹痛で来院しても，腹部診察で圧痛はみられるものの反跳痛も筋性防御もない。

> **メモ**
>
> **宿便性穿孔（stercoraceous perforation）**
> 硬くなった宿便が同じ場所に長期停滞するため壁が圧迫潰瘍（pressure sore）となり，ひいては壁が壊死して外部と交通する。胆石イレウスの際に，胆嚢頸部に嵌頓した大きな胆石が，胆嚢壁と十二指腸壁に圧迫壊死を起こすことで胆石が十二指腸内に落ちるのと同じような現象。

- ☐ 病歴を聞くと「もともと便秘がち」なため（宿便が溜まるような人なので），「便秘でしょう」という判断で帰されたりする。X線でも撮ろうものなら，案の定，大腸内に便が溜まっている像が映るだろう。
- ☐ S状結腸間膜内に漏れ出た便は，間膜に守られて強い症状に至らないので，この状態でしばらくやり過ごすことは可能だ。しかし「覆っている」といっても所詮間膜は細胞1枚の壁（単層扁平上皮）にすぎないので，じきに破綻する（通常は数日後）。
- ☐ ここで初めて消化管穿孔部とフリーの腹腔内が交通し，普通の下部消化管穿孔の身体所見を呈する。ただし，こうなる前に間膜から侵入した細菌汚染によって，既に敗血症が進行しており，来院した際には重度の敗血症性ショックを起こしていることもある。高齢者であれば，ここまで進んでしまうと治療を行ったとしても死亡率が高まる状態となる。

4　2段階の穿孔の1段階目で「引っかける」！

- ☐ このいわば2段階の穿孔（1段階目で結腸壁が破け，2段階目で間膜が破ける）は，ある意味典型例であるので，「なんとか1段階目の状態で引っかける」ことが下腹部痛を診察する上で最大のテーマと筆者は考えている。
- ☐ なぜならば，1段階目で医療機関を受診し「便秘」と診断されて帰宅となっている実例

を経験するからである．数日後再来院したケースの死亡率は高く，救命されたとしても複数回の手術，長期の集中治療，ストーマをはじめとしたハンディキャップなどが付いてくる．

- こうした，初診で汎発性腹膜炎を呈さない下部消化管穿孔をどこで見分けるかといえば，sudden onsetの病歴にほかならない（図1）．
- 典型的な宿便性穿孔の場合には，下記①〜③などがキーワードとなるので，「朝起きたときはなんでもなかったのに，トイレに行って帰ってきたら急に左下腹部が痛くなった」などの場合は要注意である．

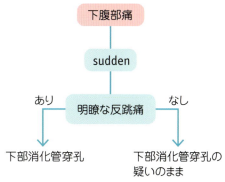

図1 ▶ sudden onsetの下腹部痛の考え方
発症様式がsuddenであったら，消化管穿孔の疑いを！

① 高齢者
② もともと便秘がち
③ トイレで排便（でいきんだ）後の発症

● 消化管穿孔と判明しなければ疑いを持ち続ける

- 要するに下腹部痛を訴えて来院し，発症様式がsuddenであったならば，下部消化管穿孔でないと判明しない限りその疑いを持ち続ければよい．しかるべき後方施設へ紹介するか，自施設で鑑別するならば腹部CTで精査することになる．
- ただしここにもピットフォールがあって，せっかくCTを撮影しても，「フリーエアがないので消化管穿孔は否定的」としてしまったらNGで，まさにどツボにはまってしまう．
- ここで何を探すかというと，腹腔内の遊離のエアではなく「管腔外のガス」（extraluminal gas）像である．これらはS状間膜内にトラップされているので，一見すると管腔の一部かあるいは憩室のようにしか見えないこともある．純粋にガスではなく，「便」そのもののこともある．
- いずれにせよ，疑って検査したなら結腸を丹念に追って，管腔の中とは言いきれない少量のガス像があるのかどうかをチェックする．

> **症例** **90代女性，S状結腸憩室穿孔の例**

前日の透析中にお腹が痛いと言いはじめたので，診察したが腹部に有意な所見はなく，X線撮影を行うと便が溜まっていたので浣腸後帰宅となった。

帰宅後に腹痛が増悪し，再度来院したときの腹部CT画像を図2に示す。S状結腸から直腸にかけて管腔内とは言いきれないガス像が散在している。

このケースでは搬送時の腹部所見が既に汎発性腹膜炎であったので，画像所見にかかわらずこの時点で手術する方針となったが（図3），通常ならもう少し後にくる2段階目の穿孔が浣腸によって助長されたと推定される。「腹痛で来院した高齢者に便秘と診断して浣腸をすること」がいかに恐ろしいかを示す典型例と言える。

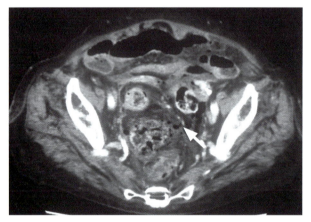

図2 ▶ S状結腸憩室穿孔の腹部CT
S状結腸から直腸Rs部にかけて腸管壁と思われるガス像が散在する（白矢印）。

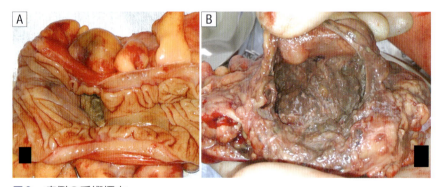

図3 ▶ 症例の手術標本
A. 内腔側からみると，壁が脱落して見える穿孔部を認める。
B. 外側からみると，漿膜が裂けて空洞となった部（ここに便塊が存在した）を認める。

2章　部位別のアプローチ法は？

B-2 下腹部痛のアプローチ 永遠に見逃しがなくならないのが急性虫垂炎

- 腹痛とくれば，必ず虫垂炎を鑑別に挙げよう。
- 急性虫垂炎では多くの場合，「腹痛の自覚が先で嘔吐が後」。
- 発症からの時間経過によって虫垂炎の病態が変化することを知る。
- 高熱と腹部全般痛で来院し虫垂炎とわかった場合には，初めから"穿孔"を念頭に置く。

1 腹痛疾患で最も見逃しが多いのが急性虫垂炎

- 今もかつても，腹痛疾患で最も見逃しが多いのが急性虫垂炎である。そしてこれからも最も見逃しが多いのが急性虫垂炎であろう。
- そもそも，誤診や見逃しというものは診療をする限り必ず起こる。したがって，「虫垂炎の見逃しをなくそう！」というよりも，目標はあくまで「減らそう！」であろう。
- 虫垂炎は15人に1人がかかる（よくある）病気で，腹痛疾患での緊急手術の約30％を占める。地域の中核的な施設で救急をやっている病院ならば年に100〜200件は扱っているだろう。
- その多くは典型例なので，特に診断に苦慮することはないと思われるが，10〜20％は非典型的な症状で来院する。いかんせん全体数が多いので，非典型的なケースを扱う確率も高い。
- というわけで，腹痛とくれば必ず考えなくてはいけない疾患だし，下腹部痛ならなおさらと言える。右下腹部痛であった場合は，他の疾患であるという根拠がない限りは虫垂炎として扱ったほうがよいだろう。

2 典型的な虫垂炎を診断する

- 虫垂炎はgradually onsetの腹痛として始まる（図1）。このときはまだ内臓痛なので漠然とした部位を痛いと感じるのみである。

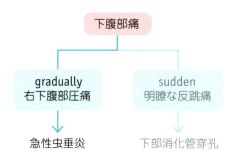

図1 ▶ 下腹部痛の鑑別診断アルゴリズム
sudden onsetなら下部消化管穿孔，gradually onsetなら虫垂炎。

● 消化器症状の出現順を正確に聞き出す

- 臍周囲や心窩部の痛みが一般的だが"漠然とした"というのがキーワードで，この時点の痛みの部位は必ずしも有用ではない。
- 多くのケースでは初期の腹痛の後にいわゆる消化器症状（悪心や嘔吐）がみられる。この順は非常に重要で，虫垂炎の場合には「腹痛が先で，嘔吐が後」となる[1]。
- 来院時の主訴が「腹痛・嘔吐」であった場合には，それらの出現順を正確に聴取する必要があり，この病歴をおろそかにしては虫垂炎を念頭に置いた診察をしたことにならない。
- その後，虫垂の炎症が進んで漿膜まで達すると，腹壁を刺激するようになり，この時点で初めて体性痛として痛みの部位が自身ではっきりとわかるようになる。
- したがって，右下腹部痛で来院した時点では通常反跳痛がみられる。汎発性腹膜炎ではないので真の意味での筋性防御（involuntary guarding）はない。痛みのため，触診すると腹筋に力が入る（voluntary guarding）のみである。

3 典型的な虫垂炎の経過を押さえる

● 穿孔へと進展する虫垂炎

- 治療介入がない場合の典型例の虫垂炎の自然経過は，ここまではだいたい同じである。誰の目にも「これは虫垂炎だ」という所見が出るには半日から1日を要する。その後軽いものであれば自然に治ってしまう。見逃した虫垂炎の一部もここに入ってい

- ☐→ 軽快せずに2～3日経過すると，穿孔へと進展する．穿孔する直前に最も強い痛みを感じることが多い（虫垂内圧が高まるため？）．
- ☐→ 穿孔してしまうと，自発痛としての痛みは少し和らぐが，高熱を生じ腹部所見は汎発性腹膜炎となる．明らかな筋性防御と，腹部全般の反跳痛がみられるようになる．
- ☐→ これもまた救急室でよくみる汎発性腹膜炎の1つなのだが，そのプレゼンテーションは上部消化管穿孔のときのような「板状硬」や，下部消化管穿孔のときの「反跳痛が最もよくわかる状態」とは異なる．
- ☐→ 虫垂炎のときの腹膜炎は明確に右下腹部にフォーカスがあり，筋性防御も反跳痛も腹部全般に認めるものの，右下腹部から遠ざかるにつれて所見が減弱する．
- ☐→ 一部の穿孔性虫垂炎はここに至る自然経過があいまいで，高熱と腹部全般痛で来院する．こういった場合にその後の検査等で虫垂炎とわかったときには，仮に画像所見が明らかでなくても，初めから"穿孔"を念頭に置いたほうがよい．特に発症から2日を経過しているケースではその可能性が高くなる．

●→ 限局性腹腔内膿瘍と蜂窩織炎性虫垂炎

- ☐→ 一方で，穿孔していながらそれ以上周囲に波及することなく，治癒には至らないものの汎発性腹膜炎に移行しないパターンが存在する．来院時には既に発症から5日以上を経過している"限局性腹腔内膿瘍"がこれにあたる．
- ☐→ 穿孔はしたが周囲の組織が病巣を覆っていて，フリーの腹腔内から隔離された状態となる．発熱と腹痛はあるものの，嘔吐や下痢はあまりみられない．ある意味，自己免疫力で虫垂炎を押さえ込んだ状態と言える．
- ☐→ この場合の治療は，「経皮的膿瘍ドレナージ」が第一選択で，虫垂を切除しなくともこれで治癒する．かつては炎症の消退を待って（6～8週間以降）から予定して虫垂切除（interval appendectomy）を行っていたが，行わなかった場合の虫垂炎の再燃率がせいぜい10％程度と高くないため，interval appendectomyは行わなくてもよいのではないかとの意見もある[2]．
- ☐→ 限局性膿瘍形成と同じような病態に"蜂窩織炎性虫垂炎"がある．ドレナージすべき"膿瘍のたまり"がないことを除けばほぼ同じであり，病巣が周囲組織でシールされフリーの腹腔内から隔離された状態となっている．手術は必要とせず，抗菌薬での治癒が高い確率で期待できる．以前は"腫瘍のような"と形容されたり，俗語的に"ツモールアッペ"などと呼ばれたりしていたものがこれにあたる．
- ☐→ 限局性膿瘍も同じだが，こういった状態に対して手術を行うと，創部は大きくならざるをえず，虫垂の同定・剝離が困難で，場合によっては回盲部切除になってしまった

り，合併症を引き起こすケースもある[3]。

- 最近になって，虫垂炎の開腹手術が激減しているのは，1つは鏡視下手術の普及，もう1つは治療戦略の変更（かつては手術していたものに対して非手術治療を選択するようになったこと）による。

● 虫垂炎の時間経過による病態の違いを念頭に診る

- いずれにせよ，虫垂炎（と思われる病態）を診るときには，常に図2の時間経過による病態の違いを頭に入れて，「目の前の患者さんは（虫垂炎だとしたら）どの位置にいるのか？」と考えるとよい。

- そうすれば，発症からの時間経過によって病歴聴取や身体所見で何を重要視すればよいのかがわかる。

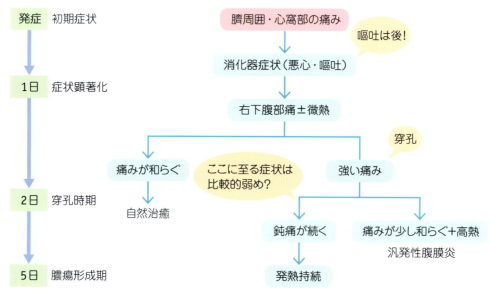

図2 ▶ 虫垂炎の時間経過による病態の違い

4 "非典型的虫垂炎"とは？

● 身体所見がはっきりしない

- 「病歴を聴く限りでは急性虫垂炎らしいのに，身体所見がちょっと合わない」というケースで，臨床的にしばしば経験するのは以下のパターンである。

1）虫垂が後腹膜にある場合（retrocecal appendicitis）

- 生理的な状態で虫垂がフリーの腹腔内から隔離されている場合には，腹痛が顕著化した場合にも腹膜炎の症状は呈さない。したがって身体所見でも反跳痛はない。画像検査で明らかに虫垂炎が疑われるのに反跳痛はない。
- 虫垂は盲腸から上行結腸の背側を上行している場合が多い。穿孔しても汎発性腹膜炎に移行しにくく，盲腸背側から外側にかけて膿瘍形成するパターンとなる。完成した膿瘍形成をみた場合，虫垂が同定できなければ，結腸憩室炎の穿孔に伴う膿瘍形成との区別が難しい。ただし，治療方針（経皮的膿瘍ドレナージ）は一緒なので，区別する必要はない。
- 画像（特にCT）で盲腸の背側に虫垂が見えたからといって必ずしもretrocecal appendicitisとは限らない。こういった場合，身体所見で反跳痛が明らかにあるケースでは，可動性のある盲腸の下に存在しているだけで，実際の手術では虫垂は剥離操作せずにフリーの腹腔内に引き出せることが多い。

2）虫垂が小骨盤腔に落ち込んでいる場合

- 体型がスリムな（特に若年女性などの）場合，盲腸が骨盤腔にあり，虫垂はそこからさらに小骨盤腔に垂れ込む場合がある。こういったケースでは，病歴は急性虫垂炎なのに，肝心の虫垂がそもそもMcBurney点にないため右腸骨窩での圧痛があいまいになる可能性がある。
- ただし，虫垂はフリーの腹腔内にはあるので強弱はあるものの反跳痛はあるはずである。以下の4つのキーワードからは，十分に病歴がとれていないと骨盤内炎症性疾患（pelvic inflammatory disease；PID），特に骨盤腹膜炎を考えて婦人科にコンサルトしてしまいかねないので注意を要する。

> ① 若い女性
> ② 圧痛が弱い
> ③ 局在性が乏しい
> ④ でも，反跳痛がある

3）先端のみに炎症がある場合

- 虫垂が比較的長く，先端のみの炎症である場合には定型的な部位で圧痛や反跳痛の所見がとれないことがある。
- 先端が左側にあって左下腹痛が主訴となることもある。

□→ 症状が顕著化した時期に来院した典型的な虫垂炎の圧痛部位はきわめて限局しており，（本当に）痛い部位を丹念に触診すると虫垂の形そのものが浮かび上がることもめずらしくない．しかしながら肥満体型で内臓脂肪が多い場合には診察は容易でなく，しばしば症状や所見も軽めにしか出ないことを経験する．

●→ **病歴が虫垂炎らしくない**

□→ 「右下腹部に圧痛はあるのだが，病歴がどうも虫垂炎に合わない」というケースには以下のようなパターンがある．

1）既に穿孔している場合

□→ 最もよくあるパターン．患者さんは強く痛みはじめてからの病歴を語ることが多く，その前段階の症状はあまり気にしていなかったり，場合によっては症状として自覚していないこともある．

□→ 以下の場合で，既に症状自覚から2日以上たっていて中等度以上の発熱があるのであれば疑ってよいだろう．

- 腹痛が持続痛である
- ペインシフトがない
- 消化器症状がはっきりしない など

2）虫垂憩室炎の場合

□→ 虫垂にも憩室ができ，結腸憩室炎と同様に憩室炎を起こす．当然虫垂も腫れるので臨床的には急性虫垂炎となり，治療方針も変わらないので，そもそも厳格に区別する必要もない．

□→ しかし，そこはやはり憩室炎なので，「食欲不振がみられない」という最大の特徴を備えている．右下腹部に圧痛があって虫垂炎が疑われるのだが，「食欲はある」という場合に虫垂憩室炎が考えられる．

□→ 結腸憩室炎（☞ **メモ**）と違って虫垂憩室炎の場合はほとんどが穿孔なので，発症後の局所症状はそれなりに強い．手術標本を見てみると，通常の穿孔性虫垂炎は多かれ少なかれ虫垂壁の一部に壊死所見が認められるが，虫垂憩室炎の場合は虫垂粘膜は保たれており，虫垂間膜側に憩室の存在と間膜に穿孔部がある．

結腸憩室炎

かつては虫垂炎や胆嚢炎同様に，憩室の入り口（出口？）が閉塞することによって発症すると考えられていたが，現在は憩室の一部がmicro perforationを起こすことによって発症すると考えられているので，「結腸憩室炎と違って」という表現は必ずしも正しくはない．

3）免疫抑制状態，統合失調症の場合

□→ 長期のステロイド使用など，免疫抑制状態にあると通常の病歴に合わないことをしばしば経験する。穿孔で来院することも少なくないので，症状が軽めに出る可能性がある。

□→ 統合失調症が基礎にある場合も穿孔が多くみられる。本人から「痛み」について病歴聴取できないこともしばしばであり，発熱のみの主訴での来院であっても，腹痛がないかどうかを触診で確かめる必要がある。

●文 献

1) ウィリアム・サイレン：急性腹症の早期診断．第2版，小関一英 監訳，メディカル・サイエンス・インターナショナル，2012, p53-7.
2) Puapong D, et al：J Pediatr Surg. 2007；42(9)：1500-3.
3) Andersson RE, et al：Ann Surg. 2007；246(5)：741-8.

2章　部位別のアプローチ法は？

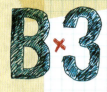

B×3 下腹部痛のアプローチ
下腹部痛の鑑別疾患

- sudden onsetが明らかな場合，反跳痛がなくても消化管穿孔を鑑別に入れておく。
- 「尿管結石かな？」と思ったとき，腹部大動脈瘤破裂や卵巣茎捻転の可能性も考える。尿管結石は見逃しても重篤にはならない。

1　下腹部痛におけるsudden onsetの鑑別

□→ 下腹部痛でsudden onsetは明らかだが，どうも消化管穿孔らしくないというときに，重要な疾患の鑑別としては「反跳痛のある・なし」で分けてみると考えやすい。

●→「反跳痛あり」の場合に考えるべき疾患

□→ sudden onsetの疾患で消化管穿孔以外に考えるべきは血管性の疾患で，大まかに分けると出血と虚血がある。反跳痛のある場合には腹腔内に出血をきたす疾患を挙げればよい。結局これらは主に婦人科疾患（卵巣出血，子宮外妊娠など）となる。

□→ 変わったところでは，腹壁血管の破綻による出血（下腹壁動脈がspontaneousに破裂して腹直筋内に血腫をつくる）ということもある。これは腹腔内出血ではないが腹壁に病巣があるので反跳痛は陽性であろう。

●→「反跳痛なし」の場合に考えるべき疾患

□→ 反跳痛のない場合には虚血を念頭に置くが，下腹部で虚血性疾患というとまずは卵巣（および卵巣嚢腫／腫瘍）の茎捻転が浮かぶ。そのほかには腹部大動脈瘤と同系統の疾患だが，腸骨動脈瘤の破裂は腹部大動脈瘤破裂のような拍動を触れない可能性が高い。

□→ 卵巣（嚢胞／腫瘍）茎捻転も同様だが，ともに後腹膜臓器なので腰痛もよくみられる症状の1つである。茎捻転ではしばしば悪心・嘔吐を伴うのに比べて，動脈瘤破裂では

消化器症状はみられないことが多い。

- sudden onsetの下腹部痛に加えて「反跳痛が（圧痛も）ない」というキーワードで代表的な疾患といえば尿管結石がある。
- 尿管の経路のうち腎盂尿管移行部に結石が嵌頓した場合には背部痛として来院することが多いが，尿管が総腸骨動脈をまたぐ部位や膀胱移行部など低い位置で嵌頓した場合には下腹部痛の訴えとなる。
- コモンな疾患なので，高い頻度で遭遇するが，この尿管結石こそsudden onsetの下腹部痛の最大のピットフォールと言える（図1）。尿管結石は急性期の特異的な治療はなく，診断しえなかった場合の生命や臓器に与える影響もほとんどない。sudden onsetでは，まずは重篤な疾患から除外していったほうがよい。

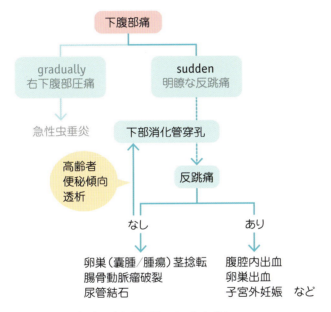

図1 ▶ 下腹部痛の鑑別診断アルゴリズム
　　　　── sudden onsetの場合

- sudden onsetの下腹部痛で来院したケースで初期診断は尿管結石とされたが，実際は「破裂性腹部大動脈瘤」や「卵巣（囊腫／腫瘍）茎捻転」であったということもめずらしくない。「尿管結石」と診断したときに，もう一度振り返って考え直すことが大変重要と言える。

> **尿管結石は...**
> ● 多くは背部痛，側腹部痛で来院する。
> ● 治療が遅れることによる生命の危機・臓器障害の可能性はほとんどない。

□→ 消化管穿孔が常に"反跳痛"を有するとも限らない。S状結腸間膜内に穿孔した場合には反跳痛は有さず，数日後間膜が破けて初めて腹膜炎の症状を呈する。以下のキーワードを頭にチラつかせておいて，1つ2つでも当てはまるようなら，反跳痛がなくとも「もしかしてS状結腸穿孔かな？」「間膜が破けていないので反跳痛ではないのかな？」と何度でも思い返すとよい（図1）。

- 高齢者
- 便秘がち
- 排便でいきんだ後の発症
- 慢性腎不全で透析中 など

2　下腹部痛におけるgradually onsetの鑑別

□→ 実際には下腹部痛の多くがこのカテゴリーに分類される。ここに分類される疾患は要するに虫垂炎の鑑別疾患となりうる疾患なので，挙げればきりがない。

□→ しかし，ここに至るまでに，下部消化管穿孔，急性虫垂炎，血管系疾患（出血や虚血などを伴う）などを考えているならば，怖い疾患はほとんど残っていない。

● → 結腸憩室炎との鑑別

□→ 実臨床でよく虫垂炎との鑑別疾患として挙げられるのは結腸憩室炎であろう。欧米では右側結腸は少ないとされているが，わが国では逆に右側に多い。下記の場合には真っ先に鑑別に挙がる。

- 食欲低下がない
- 痛みの移動がない
- 全身状態は良好にみえるわりに腹部所見（特に反跳痛）が強い　など

□→ 大腸癌同様に食生活の欧米化とともに増加している疾患なので，20〜30代でみられることもめずらしくなくなった。

□→ 複雑性（膿瘍形成・汎発性腹膜炎など）でなく基礎疾患のない健康者の場合には通院治療で軽快が期待できる上，「抗菌薬治療すら必要ないのでは？」というRCTでの研究もある[1]。

□→ ここでも大事なことは，「憩室炎とは思ったけれど，やはり虫垂炎の可能性はないだ

ろうか？」と思い直すようにすること。

● 診断のつかない場合に抗菌薬治療を始めてしまってよいのか？

□ 理論だけを考えるならば，結果的に虫垂炎であったとしても多くは抗菌薬治療に反応するので，「とりあえず，どっちかわかっていなくても抗菌薬治療を始める」という方針は成り立つのだが，筆者はこの方針には同意しかねる。

□ 診断（合っているかどうかは別として，担当した医師がそう考えた，という意味での診断）がついていない状態で治療を開始するのは危険だからである。

□ 比較的軽症な「虫垂炎 vs. 憩室炎」にだけ適用されるならば大きな問題にはならないかもしれない。しかし，よくあるシチュエーションにこの手法が用いられて，それが日常診療で多発すると，結局同じことが他の場面でも応用されてしまう。すなわち，「よくわからないけど，とりあえず抗菌薬を出して様子を見よう」と。

□ そうしたプラクティスの結果が，早期から医療機関にかかっているのに，下記に示したような疾患が後日判明するといったことにつながるのだと思う。

- 穿孔性虫垂炎
- 絞扼性腸閉塞
- 下部消化管穿孔
- 広範腸管壊死

□ 実際にウイルス性や細菌性の腸炎（かもしれない）病態に対して，十分な手順を踏んだ診断のないままに，かなりの頻度で抗菌薬治療が行われている。しかし，こうした self limited な（放っておけば自然と治る）疾患は治療薬を処方しても，しなくても100％に近い確率で軽快する。でもその中には，実は虫垂炎や憩室炎であったが薬物治療が奏効して軽快した，という「ラッキーなケース」も含まれるであろう。

□ 逆に，手術が必要な消化管穿孔や腸閉塞に対して抗菌薬治療が行われてしまった場合には時に取り返しがつかないことになる。治療を始める前にもう一度ふり返って「発症様式は sudden onset ではなかったのか？」，「腸炎と考えたが，下痢はしていたのか？」など，重要疾患につながるヒントを追求すべきであろう。

● 早期に鑑別診断に至る鍵は？

□ 早期に診断できるかどうかは，「臨床症状と診察結果からその疾患を疑っていたかどうか」にかかっている。臨床診断をつけずに漫然と CT を撮ると，「あっ」と驚くような思いもしていなかった結果が得られて「見逃さなくてよかった」と思うこともあろうが，逆に疾患を疑ってその目でみれば見えたはずの「軽微な，でも重要な所見」を

- □→ あとからはっきりした検査所見については「retrospectiveにみれば……」という言葉をよく聞くが，こうした際の反省として「もっと画像の所見をしっかりみよう」では同じことの繰り返しとなる．人は疑っていない部分には注意を払わないからだ．

1）結腸憩室炎
- □→ 結腸憩室炎は複雑化すると治療に難渋することがある．慢性的な経過として進んだ場合，結腸憩室炎では膿瘍形成・瘻孔形成（結腸膀胱瘻など）になる．

2）感染性腸炎
- □→ 感染性腸炎は，教科書的名称はそもそも「感染性下痢症」であるから，急性期にそう診断するのは頻回下痢があるときのみにしたほうが無難で，「腸炎かな？」と思っても下痢がないときは他の疾患を考えたほうがよい．
- □→ 結果的によくなったあとに「最初は下痢がなかったけれど腸炎だった」という理解でよく，これで誰も困らない．

3）大腸閉塞
- □→ 次項でも述べるが，一部の大腸閉塞は右下腹部痛にて来院する．要するに盲腸部を痛がる．これは，どの部位の閉塞であっても内圧が一定の場合，壁にかかる張力は内径に比例するという"ラプラスの定理"に基づく．したがって，内径が最も大きい盲腸壁にかかる張力が強いために，閉塞している部位（病変部）ではなく盲腸を痛がる．
- □→ 実際に切迫破裂（impending rupture）の大腸閉塞を手術すると，盲腸から上行結腸にかけての漿膜が既に裂けていることがある．

4）稀な腸炎
- □→ これらの比較的コモンな疾患を考えて，それでも病歴や所見が合わない，あるいは検査を進める上で画像的に典型的でないという場合に稀な腸炎疾患が鑑別に挙がる．回盲部は感染性・非感染性含めて，最も腸炎が多い部位であるので様々な疾患がある．これらを急性期に診断する必要はなく，実際診断することもできない．二次的合併症としての「穿孔」や「閉塞」などを鑑別できればよい（図2）．

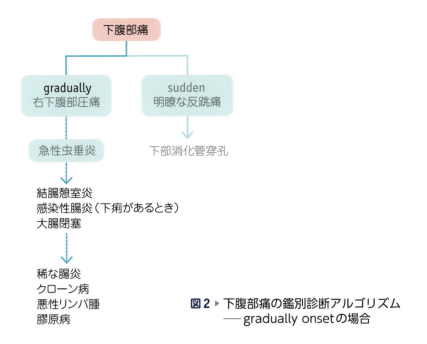

図2 ▶ 下腹部痛の鑑別診断アルゴリズム
——gradually onsetの場合

●文献
1) Chabok A, et al：Br J Surg. 2012；99(4)：532-9.

2章 部位別のアプローチ法は？

C×1 腹部全般痛のアプローチ
最も怖いのは腸管虚血

- 画像所見に頼らず初期診断をしっかりと行う。
- sudden onsetの腹部全般痛では腸管虚血を必ず考える。

1 初期診断をおろそかにしない

- 腹痛部位が限局されない腹部全般痛では，「基本原則その1　初期診断をつける」が最もおろそかになりやすい。
- 上腹部痛や下腹部痛のようにある程度範囲が限定されると，その部位にある臓器の疾患を想定することは比較的容易である。にもかかわらず，初期診断をつけずに検査や治療（抗菌薬）に突き進むのを散見する。ましてや痛みの部位があいまいな腹部全般痛の場合はなおさら，であろう。
- 初期診断がなおざりにされると，診断の比重が画像所見（CT）に重きを置かれることになる。
- このとき，画像診断だけであっさり決まらないピットフォールが存在する。それが腸管虚血である。成書によると急性腸管虚血（acute mesenteric ischemia；AMI）＊には以下の4つのタイプがある。このうちNOMIは画像（CT）では診断できない。

    ＊：mesenteric ischemiaを直訳すると「腸間膜虚血」となるが，用語としては「腸管虚血」のほうがしっくりくるので本書では「腸管虚血」と表記する。

    - 上腸間膜動脈塞栓症（superior mesenteric arterial embolism；SMAE）
    - 上腸間膜動脈血栓症（superior mesenteric arterial thrombosis；SMAT）
    - 非閉塞性腸管虚血（non occlusive mesenteric ischemia；NOMI）
    - 上腸間膜静脈血栓症（superior mesenteric venous thrombosis；SMVT）

2 腸管虚血の基本的病態

- 前記4疾患のうち，SMVTの基本的病態は深部静脈血栓症であり，臨床症状や壊死の有無とその範囲も他の3疾患とは異なる．動脈系と違って直ちに致死的となる疾患ではないので，ここでは鑑別に挙げるのみとする．
- 基本的病態としては，上腸間膜動脈領域（空腸起始部から横行結腸）の虚血となるので，典型例としては広範小腸虚血（壊死）となり，重症例では盲腸から右側横行結腸まで症状が及ぶ．
- いずれも腹痛全体における頻度は高くないものの，高齢化社会で心血管系の基礎疾患患者が増加していることから，ときどき遭遇する疾患であり，今後も増加すると考えられる．
- 最も予後が悪いのはNOMIである．まったくの健康人に発症することはほぼ皆無で，高齢・動脈硬化・心疾患・腎疾患（透析）・心臓血管手術後・（集中治療で）カテコラミン使用中，などがベースにある場合に発生する．たとえば「80歳の男性が透析中にお腹を痛がりだした」という場合には要注意だ．

> **腸管虚血（早期）の特徴**
> - 急性期に強い痛みを有するわりには腹部所見が乏しい．
> - 多くの場合で腸雑音は低下しない．
> - 圧痛部位がない．
> - 反跳痛，筋性防御がない．
> - 「どこが痛いか？」と聞いても部位がはっきりしない．

● 予後

- 急性腸管虚血は同じ虚血性疾患である心筋梗塞や脳梗塞に比較しても，きわめて予後が悪い．
- たとえば，「私は以前心臓（心筋梗塞）を悪くしたことがあります」とか，「脳卒中（脳梗塞）を起こしてから，右手はちょっと不自由なんですよ」などと言いながらも日常生活では十分なADLを有している方はいる．しかし，「私は腸管虚血で，腸はほとんど取ってしまったんですよ」と言って元気にしている人はほとんどいない．
- なぜなら，急性腸管虚血で広範腸切除を要した例の多くが死亡し，生き延びたとしても重篤なハンディキャップを背負うことになるからである．

3 診断へのアプローチ

- 腸管虚血は経験ある臨床医をして「外科的な腹ではないな！」と思わしめる危険性がある。「腹痛の原因はパッとしないけれど，とりあえずCTを撮っておくか」というアプローチでは解決できない。
- 塞栓症や血栓症であれば，造影CTで上腸間膜動脈の造影不良があるので，診断がつく。しかし，NOMIでは血管は造影され，壊死に至る以前では腸管にも造影効果が認められるため，腸管壁の造影効果を認めることは虚血がないことの証明にはならない。
- 「造影されている＝血流がある」という証拠になっても，その臓器を維持できるだけの灌流量であるかどうかはわからない。需要より供給が少なければ虚血であり，そのままでは壊死する。つまり，画像だけで「腸管虚血なしとする」ことは不可能である。

● NOMIを見逃さない

- アプローチとして，「透析中で突然発症だし，腸管虚血があるかも？」という認識を持っていれば，造影CTで血管に有意な所見がなくても「SMAEとSMATは否定できたけれど，NOMIはあるかもしれない」と考えることが重要だ。
- しかし，検査前に疑っておらず，「一応CTで確認しておくか」という認識では「検査陰性＝大丈夫」という結論になる。こうして多くのNOMIが見逃される。
- 日本は単位人口当たり世界最大数の透析患者を有する透析大国であり，その多くは若い頃からの慢性糸球体腎炎ではなく，高齢になってからの糖尿病性腎症や慢性腎臓病（chronic kidney disease；CKD）での導入である。したがって，腎以外にも多くの合併症を抱えている場合が多く，NOMI見逃しのリスクはさらに高まっている。
- さらに，透析導入前の慢性腎不全の場合では，よっぽどでないと造影CTは撮りづらい。実際の現場では，造影の操作やリスク，同意書の作成といった煩雑性から「まず単純CTだけみてみるか？」という判断に流れてしまうことも十分ありうるので，造影すれば簡単にわかったはずのSMAEやSMATすら見落とされてしまう可能性がある。

4 腸管虚血を想定すべきケースとは（図1）

☐ 以下のキーワードを有する患者さんにおいて突然発症する腹部全般痛（あるいは局在のはっきりしない腹痛）では，まず腸管虚血を頭に思い浮かべよう。

- 高齢者
- 心疾患の既往
- 慢性腎不全
- 透析

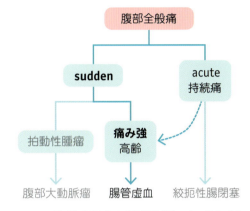

図1 ▶ 腹部全般痛の鑑別診断アルゴリズム ── suddenもしくはacuteの場合

☐ 明確な閉塞点のあるSMAEやSMATと違って，NOMIは必ずしもsudden onsetではない。

☐ 患者さん自身が病歴を明確に表現できないような状態であることも稀ではないので，虚血リスクが高いと思う場合はacute onsetでもNOMIは鑑別に入れたい。

☐ 患者さん本人とのコミュニケーションに難がある場合には家族や周囲の人に病歴を確認する。「午前中まで特に変わった様子はなかったが，午後からお腹を痛がっているようだ」という場合にはsuddenもしくはacute onsetの可能性がある。

☐ 通常，NOMIは上腸間膜動脈領域の虚血に対して用いられることが多いが（要するに小腸の虚血），同様の病態は大腸（結腸）でも起こりうる。

☐ 実際の手術時の所見で，小腸の色調に問題はないのに大腸だけが真っ黒という場合がある。このようなケースは広い意味でNOMIと言ってもよいかもしれないし，虚血性大腸炎が重症化した結果の結腸壊死とも解することができる。

● **破裂性腹部大動脈瘤**

☐ sudden onsetの腹部全般痛にはもう1つ重大な疾患，破裂性腹部大動脈瘤がある。sudden onsetの病歴が明確に取れるという意味では，腸管虚血よりもはっきりしているであろう。

☐ 動脈硬化のリスクがある患者さんで，「スイッチを入れたように急に痛くなった」と言う場合は常に鑑別の上位に挙げなければならない。

2章　部位別のアプローチ法は？

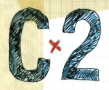

腹部全般痛のアプローチ
イレウスと腸閉塞を区別しよう

- イレウスの疾患概念をとらえ，その原因疾患を考える。
- 安易にイレウスと診断せず，腸閉塞を鑑別に挙げる。

1　イレウスの疾患概念

まず，図1のX線について経験の少ない若手医師に所見を尋ねたときの問答を紹介しよう。

「これは何ですか？」

「イレウス」

「なんでそう思ったの？」

「ニボーがあるから…」

「イレウスって何？　それは何がどうなった病態なの？」

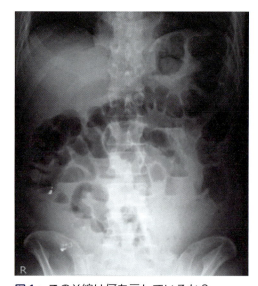

図1 ▶ このX線は何を示しているか？

「腸閉塞…？」

「ちなみにこの患者さん，ずっと下痢してるんだけど，腸閉塞だとしたら一体どこが詰まっているんだろう？」

「……」

□→ 最後はちょっと意地悪な質問であるが，この一連の問答に，従来わが国で「イレウス」と呼ばれてきたものの本質がある。

□→ わが国では腸閉塞のことを「イレウス」と表現すること，もう1つX線（もしくはCT）でびまん性の腸管拡張を認めるものを「イレウス」と言うため，以下のように幅の広い意味を持つ言葉になってしまった。これでは「お腹の調子が悪い＝イレウス」と言っているようなもので，イレウスと診断する意義がない。

- 術後の癒着性腸閉塞➡「イレウス」
- 手術後の腸管麻痺➡「イレウス」
- 穿孔性虫垂炎でびまん性に小腸拡張している➡「イレウス」
- 膵炎➡「イレウス」
- 腸管虚血➡「イレウス」
- 大腸癌の閉塞で大腸が拡張している➡「イレウス」

□→ 一方で，欧米での疾患概念はだいぶ異なる。腸閉塞（bowel obstruction）は，機械的に閉塞している部位がある場合を言い，閉塞部位がなくびまん性に腸管拡張しているものをイレウスあるいは麻痺性イレウス（ileus＝adynamic ileus＝paralytic ileus）と呼ぶ[1]。

□→ つまり，イレウスとは疾患を指すのではなく，何らかの疾患の結果二次的に生じた状態（condition）を言っているので，これ自体は診断にはならない。胸部X線を撮ったら「肺野に浸潤影がある」と言っているのと同じだ。

□→ 日本と欧米の概念の違いを図2に示す[2]。欧米の分類では，まず大腸と小腸の疾患を

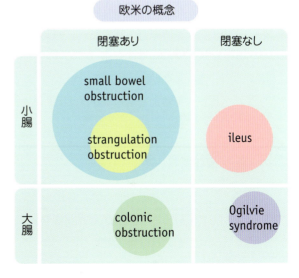

図2 ▶ イレウスの解釈（日本と欧米の違い）
（文献2，図3より引用）

分ける。その上で，閉塞のあるものを「小腸閉塞」もしくは「大腸閉塞」とし，小腸のびまん性拡張のあるものを「イレウス」と呼んでいる。ただ単に「腸閉塞」というときは，主に「小腸閉塞」を指して言っていることが多い。

- これに対して，わが国の分類では「イレウス」の一語ですべてを包括する。そのため，「イレウス」と診断したら，一体何の疾患によって小腸がびまん性拡張しているのかがわからない。
- 「機械的イレウス」「機能的イレウス」などの記載も見かけるが，こうなるとさらに厄介で，考えるほどに分類すらわからなくなる。
- したがって，イレウスと診断しないために図3のようなアプローチを毎回行う必要がある。

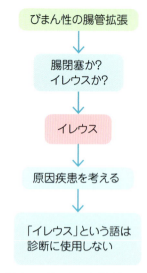

図3 ▶ イレウスと診断しないためのアプローチ

2 腸閉塞の診断アプローチ

- ここでは「腸閉塞」＝「小腸閉塞」として考えることにする。

● 病歴

- 腸閉塞の3症状は「腹痛」「嘔吐」「排便・排ガスの停止」である。特に排便・排ガスの停止は腸閉塞であるための必要条件であり，下痢が続いているならば画像所見がどうあれ腸閉塞ではない。
- 嘔吐は通常水様の大量嘔吐であり，食物残渣を吐いただけなら典型的な腸閉塞とは言えない。
- 癒着性腸閉塞であれば手術歴を確認しよう。手術歴がないのなら癒着性腸閉塞ではない。

● 身体所見

- 腸閉塞における聴診所見は感度が低いとされているが，原則的には腸雑音が亢進しているもの（特に痛みが強い場合）は閉塞を疑い，いつ聴取しても腸雑音が聞こえないものは麻痺と考える。
- 腸閉塞単独では，圧痛はあっても反跳痛や筋性防御は出ないため，これらがある場合

は他の疾患を考える。もしくは，絞扼性腸閉塞を考える。

● 画像所見

- 冒頭の問答にも出たニボー（鏡面形成：air fluid level）という言葉がまた曲者だ。「ニボー＝イレウス」と1対1で対応してしまう傾向があるが，腸閉塞とニボーは1対1では対応しない。
- 小腸のニボーは，びまん性拡張がある場合に立位の腹部X線を撮影すれば高率に出現するので，閉塞の有無とは関係ない。
- 小腸が閉塞した場合，その先に液体やガスが流れないため，「小腸にはガスがあるが，大腸にガスがない」ことが腹部X線での腸閉塞（小腸閉塞）らしい所見となる。
- さらにCTでは，閉塞部位が特定でき，その部位より口側は拡張しているが肛門側は拡張していないことが腸閉塞の所見となる。

3 症例の画像所見で考えてみよう

症例1（図4）

- 図4のX線像を示す症例で腸雑音が低下しているならばイレウスであり，同時にイレウスがなぜ発生したかを考えなくてはならない。

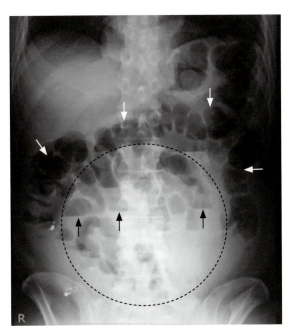

図4 ▶ 腹部X線像
点線で囲まれた範囲に小腸のびまん性の拡張を認め，鏡面形成（ニボー，黒矢印）がみられる。しかし，大腸ガス（白矢印）もかなり目立つ。したがって，これは腸閉塞とは言いがたい。

- 本症例は大腸切除術を施行されており，術後2日目から下痢が続いていたが，術後6日目に腹痛が強くなりX線が撮影された。最終診断は「吻合不全」であった。

症例2（図5）

- 腹痛と嘔吐で来院した手術歴のない40代男性。嘔吐は食物残渣様で，腹痛はgradually onsetで間欠痛だった。下痢はしていない。画像をみた医師からはイレウス（おそらく腸閉塞の意味で…）とコンサルトがあった。
- ぱっと見て小腸の拡張が目立ち，「腸閉塞か？」と思わせる。ところが，消化管を上からたどっていくと，「ここまで拡張していて，ここから拡張していない」というポイントが存在しない。すなわち，腸閉塞らしくないと言える。
- 胃管やイレウス管などのドレナージは要せず，翌日には症状改善した。結果的に，近位空腸の腸炎（であっただろう）と判断した。

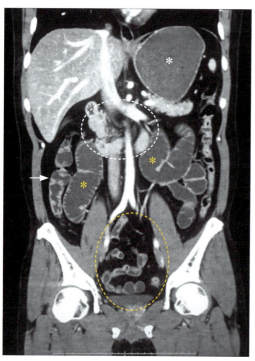

図5 ▶ 腹部CT像
白*：拡張した胃
白丸（点線）：壁肥厚あるが拡張していない近位空腸
黄色*：拡張した遠位空腸
黄丸（点線）：あまり拡張していない回腸
白矢印：軽度拡張し，内腔に液貯留（下痢便）のある上行結腸

まとめ

- 症例1，2をみて，腹部立位X線でニボー像があることも，画像的に腸管拡張が著明であることも，腸閉塞に直結する情報ではない。
- 閉塞部位がはっきりしないびまん性の腸管拡張を安易に「イレウス」と呼ぶのではなく，「腸閉塞ではない」と認識した上で，「それでは原因疾患は何であろう？」と診断のための考察を継続しなくてはならない。

> X線（CT）➡ ニボー（びまん性腸管拡張）➡ イレウス

- なんとなく行われてきたこの3つの言葉のリレーからちょっと距離をおいて考えてみよう。
- もし，イレウスが腸閉塞と区別されていなければ，この思考過程では診断が前に進まず，ニボーが見えない腸閉塞が見逃される。

●文 献
1) Frager DH, et al：AJR Am J Roentogenol. 1995；164(4)：891-4.
2) 西田和広, 他：Hospitalist. 2014；2(3)：787-93.

2章　部位別のアプローチ法は？

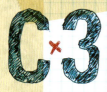

C-3 腹部全般痛のアプローチ
腸閉塞（＝小腸閉塞）を分類しよう

- 腸閉塞（＝小腸閉塞）をみたら形態・成因に基づいて細分化する。
- まずはじめに癒着性腸閉塞を理解・把握する。
- 分類に合わせた治療方針を考える。

1 腸閉塞へのアプローチ

- イレウスと診断したらまず原因疾患を考えなければならないのに対し，腸閉塞の場合は細分化する必要がある。なぜなら，保存治療で経過をみてもよいものもあれば，緊急手術をすべきものもあるからである。
- しかし現在のところ，保存治療可能な腸閉塞と緊急手術すべき腸閉塞を区別する明確な指針はなく，担当する医師の経験と判断に委ねられるところが大きい。そこで，腸閉塞へのアプローチをSTEP 1～3として以下に紹介する。

● STEP 1　典型的な「癒着性腸閉塞」について学ぶ

- 腸閉塞の3分の2程度は癒着性腸閉塞であるので，まずこの病態をしっかり押さえておきたい。多くの癒着性腸閉塞は経鼻胃管やイレウス管などのドレナージ処置で腹痛が改善するので，「いつもの癒着性腸閉塞と何か違う」と感じれば，それは手術が必要である可能性を意味する。
- 典型的な癒着性腸閉塞の病歴・所見について表1にまとめた。
- 表1の病歴・所見がすべて合致した場合は癒着性腸閉塞と診断できる。したがって，合致しない点があれば「そうではない可能性があるから緊急手術が必要かもしれない」と思ったほうがいい。
- 自施設で手術まで行えない場合には，この時点で転送を決定したほうが無難だろう。

表1 ▶ 典型的な癒着性腸閉塞の病歴・所見

病歴	・開腹手術の既往 ・発症前日などに食物繊維の多い食事を摂取 ・間欠的腹痛（gradually onsetの腹部全般痛） ・水様の大量嘔吐 ・排便・排ガスの停止
身体所見	・腹部に術創がある ・びまん性の圧痛（局在しない） ・反跳痛や筋性防御はない
腹部X線	・拡張した小腸を認め、大腸ガスは認めない
治療	・経鼻胃管（もしくはイレウス管）によるドレナージで腸液の排液があり、症状が改善する

● **STEP 2　腸閉塞を形態と成因で分類してみる**

①形態による分類

☐→ 表2のように閉塞部位の数で分ける。

☐→ SOは、口側の腸管内容を（胃管もしくはイレウス管などで）ドレナージすれば、とりあえずそれ以上の増悪はないので、原則的に保存治療可能な病態である。

☐→ CLOは、ドレナージ不能部位（＝closed loop）が存在するので、原則手術が必要な病態である。

表2 ▶ 閉塞部位の数による分類

SO (single obstruction)	閉塞部位は1箇所。それより口側は拡張していて、肛門側は虚脱しているというポイントが1つだけ存在する。
CLO (closed loop obstruction)	閉塞部位は2箇所以上。口側にも肛門側にもドレナージ不能部位（＝closed loop）が存在する。

②成因による分類

☐→ 次に、表3のように閉塞している部分の成因（原因）で分ける。

☐→ 表3をもとに図1を分類すると、図1Aは閉塞部位1箇所、成因は癒着であり「癒着によるSO」となる。図1Bは閉塞部位2箇所、成因はバンドであり「バンドによるCLO」となる。

表3 ▶ 閉塞している部分の成因による分類

分類		成因
extrinsic（外因性）	腸管自体に病変はなく、腸管外に原因があるもの	癒着、ヘルニア、バンド閉塞、捻転、重積など
intrinsic（内因性）	腸管壁の病変が閉塞の原因となっているもの	腫瘍、炎症などによる壁肥厚（浮腫）など
intraluminal body（異物）	異物が内腔を閉塞しているもの	食物（繊維質）、嚥下した異物（精神疾患など）、胃石、胆石など

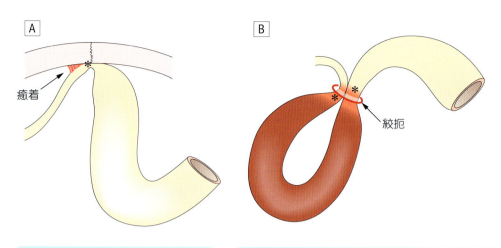

癒着によるSO (single obstruction)
閉塞（*）は1箇所

内ヘルニアによるCLO (closed loop obstruction)
閉塞（*）は内腔側からみると2箇所

図1 ▶ SOとCLO

③ バンド閉塞

- 表3の分類をみて「絞扼が入っていない」と思われた方もいるかもしれないが，実は「絞扼」はいずれにも分類されない．なぜなら絞扼は結果であって，成因ではないからだ．俗に言う絞扼性イレウス（絞扼性腸閉塞）の多くは，閉塞の成因が"バンド"によるものである．

- バンドとは，大網など腹腔内の生体物質が紐状になっているものを言う．この紐状のものの先端がどこかにくっついて，指が2〜3本入る小さな穴を形成した場合，ここに小腸のループが入り込み，その部位が締めつけられたときに"絞扼"となる（図1B）．

- したがって，「バンド閉塞＝CLO＝絞扼」となる．鼠径ヘルニアでも内ヘルニアでも，入り口が小さな穴の場合には同様に絞扼を起こしうる．つまり，「ヘルニア嵌頓＝CLO＝絞扼」という理解でよい．

- 例外として，ごく小さな外ヘルニアの場合，腸管壁の一部だけが挟まって抜けなくなることがある．これを「リヒター型ヘルニア」と呼び，形態としてはSOとなる．ただし，挟まった部分の腸管壁は虚血になるため，嵌頓が戻らなければリヒター型でも手術を要する．

● STEP 3　分類に基づいて腸閉塞の治療方針を考えてみる

- 体系的に治療方針を検討する前に，身体所見に外ヘルニア（鼠径ヘルニア，大腿ヘルニア）などがないかを確認しよう．

- ☐→ 特に高齢者のヘルニア嵌頓で腸閉塞の症状がある場合は，既に時間が経過しているため，見つけ次第手術と考えてほぼ間違いない。
- ☐→ ただし，閉鎖孔ヘルニアは外表からわかりにくいので注意を要する。
- ☐→ 次に形態を考える（SOか？ CLOか？）。
- ☐→ SOの典型例は癒着性腸閉塞なので，STEP 1の所見があればSOと言える。
- ☐→ 癒着以外に炎症，異物，腸重積などの成因もあるので，SOで手術歴がないこともある。SOの病歴に合わなければCLOを考える。表4に所見の比較を示す。

表4 ▶ 典型的なSOとCLOの比較

	タイプ	SO（single obstruction）	CLO（closed loop obstruction）
典型的な所見	手術既往	あり	不問
	症状	間欠痛 排便・排ガスの消失 大量の水様嘔吐	波はあるが持続痛 嘔吐は食物残渣
	腹部所見	反跳痛なし	反跳痛あり
	画像所見	拡張した小腸 大腸ガスの消失	拡張した小腸 大腸ガスを認める
	ドレナージ排液	胆汁様（黄色，便様）	胃液様（褐色，緑色）

2 CLOならば原則手術

- ☐→ SOでも閉塞部位に病変があるもの（extrinsic以外）は，急性炎症を除き手術を行う。結局，安心して保存治療できるのは「SOで癒着性」の場合だけとなる。
- ☐→ ここで言う「手術」は，初診の時点で「手術すべきかどうか？ するならばどの程度急ぐ必要があるのか？」を主眼に置いている。
- ☐→ 保存治療で症状が改善したSOで癒着性の腸閉塞でも，閉塞が何日も解除されなければ手術適応となるし，逆にCLOでも成因が複数の癒着である場合，保存治療で改善する可能性はある。
- ☐→ 保存治療できる項目に「急性炎症」も含まれているが，通常の感染性腸炎では少々壁肥厚があっても腸閉塞にはならない。むしろ頻回の下痢が主症状となる。
- ☐→ 臨床的に急性炎症で腸閉塞をきたしうるものに「アニサキス腸炎（腸アニサキス症）」がある。下痢がなく，限局した範囲の小腸が高度に壁浮腫をきたすので，時に閉塞症状を呈する。

3 腸閉塞で大腸ガスを認めるのはなぜ？

□→ 表4のCLOの画像所見で「大腸ガスを認める」とある。このことを明記している成書は見かけないが，実際にそうなのだ。「小腸にガスはあるが大腸にはないのが腸閉塞ではないのか？」という疑問はもっともだが，この矛盾について筆者は次のように考える。

● 発症から来院までの時間

□→ 典型的な癒着性腸閉塞では，閉塞が起こってから腹痛や嘔吐などの自覚症状を呈して来院するまでに1～2日の時間を要している。大腸が正常に機能していれば，12時間ほどで内容が排泄されてしまうため来院時には大腸は虚脱していて，X線上大腸ガスを認めない。

□→ 一方で，絞扼性腸閉塞は痛みのため早期に来院するので（まだ）大腸にガスが残っている。

● 不完全閉塞（partial obstruction）

□→ 閉塞部位が1箇所の場合には，その部位で（いったんは）完全閉塞してしまわないと急性の症状としては出現しづらいが，複数の狭窄箇所があると，それぞれがわずかに通過していても相乗効果となって閉塞症状が出現する。わずかな通過がある場合には流体力学的に流体成分は通らなくても気体なら通過するという状態が存在する。このため大腸内にガスがみられる。

> 口側からの流入量 ≫ 肛門側への流出量

□→ CLOでは図2のように，大腸ガスをよく認める。「イレウスと違って，閉塞と思われる（caliber changeを認める）部位がある」ことと「小腸に限れば肛門側は虚脱している」ことを相違点として理解するほかない。

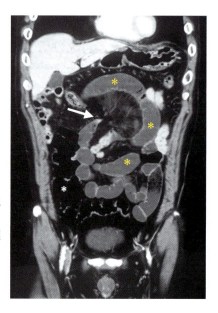

図2 ▶ バンド閉塞による絞扼性腸閉塞で緊急手術を行った例の術前のCT像
黄色＊：絞扼された小腸。拡張し付随する腸間膜の脂肪織濃度上昇も認める。
白＊：大腸ガス
白矢印：急激に口径差が変化（caliber change）しているポイントを認める。

4 まとめ

- □→ 腸閉塞の分類に重きを置いて解説したが，発症様式としてSOはgradually onset，CLO（特に絞扼）はacute onsetとなる（図3）。
- □→ 本項で紹介したのはあくまでアプローチ法であり，全症例・全病態を一元的に解釈できるルールではないことをご理解頂きたい。
- □→ 完璧な分類法・アプローチ法ではないが，グローバルスタンダートがない中で「イレウス」と漠然と呼ばれてしまう腹痛群をこれらの方法で分類することによって，手術が必要な重要疾患をより正確にピックアップできると筆者は考えている。

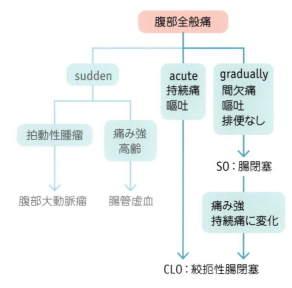

図3 ▶ 腸閉塞の鑑別診断アルゴリズム

2章　部位別のアプローチ法は？

C-4　腹部全般痛のアプローチ
大腸閉塞と小腸閉塞はまったく別物

- 同じ腸閉塞でも，大腸閉塞と小腸閉塞はアプローチ法も治療法も異なるので，疾患概念自体をしっかり分けて考える必要がある。
- 大腸閉塞の特徴として，右側結腸と左側結腸，右側大腸と左側大腸で症状が異なることが挙げられる。
- 回盲弁機能不全の有無については，小腸ガスの有無で判断する。

1　大腸閉塞と小腸閉塞の違いを把握しよう

- 同じ胆石を原因としながら胆嚢炎と胆管炎がだいぶ違うこと（☞2章A2）と少し似ているが，同じ腸閉塞でも大腸閉塞と小腸閉塞はまったく違う。アプローチ法も治療法も異なるので，疾患概念をきちんと分けて考える必要がある。

● 成因

- 小腸閉塞の原因の3分の2は癒着であり，時にバンドやヘルニアなどの絞扼が混じるので，この区別が重要である（☞2章C3）。
- 一方，大腸には「癒着性腸閉塞」という病態は存在しない。現在わが国で遭遇する大腸閉塞のほとんどは進行大腸癌によるもので，診断にはあまり苦慮しない。
- 本項では，日常診療で最も遭遇する頻度の高い大腸癌に伴う大腸閉塞を念頭に置いて解説する。

● 回盲弁機能不全の有無

- 小腸閉塞と大腸閉塞の違いの1つは回盲弁（バウヒン弁）の有無にある。回盲弁が機能する限り大腸内容物は小腸に逆流しない。そのため，食事直後でもない限り，通常腹部X線において小腸ガスは見えない。

- □→ 大腸閉塞では回盲弁（逆流防止弁）があるために，閉塞部位が1箇所であってもclosed loop obstructionの形態となる。口側にドレナージチューブを挿入しても解決手段にはならない。
- □→ ただし，回盲弁の機能が低下し（弁不全：incompetent valve），大腸内容物が小腸に逆流している場合には小腸閉塞と病態は同じとなる。

2 大腸閉塞の特徴

● 右側結腸と左側結腸による違い

- □→ 大腸閉塞の特徴として，右側結腸と左側結腸で症状が異なることが挙げられる。左側結腸は数週間〜数カ月前から症状を自覚していたケースが多いが，右側結腸は閉塞して医療機関を受診するまでほとんど自覚症状がないことがめずらしくない。
- □→ 右側結腸と左側結腸の症状や所見の違いを表1に記す。

表1 ▶ 右側結腸と左側結腸の症状や所見の違い

タイプ	回盲弁機能不全	排便異常	腹痛の性状	悪心・嘔吐	腹部膨満
右側	なし	直前までなし	持続痛	なし	ほぼなし
	あり	数日の経過	間欠痛	あり	軽度
左側	なし	数週前より自覚あり	間隔の長い間欠痛	なし	高度
	あり		間欠痛	あり	きわめて高度

● 右側大腸と左側大腸による違い

- □→ 右と左の境は体の中心線の右と左ではなく，結腸脾彎曲部となる。

> 右側大腸：盲腸，上行結腸，横行結腸
> 左側大腸：下行結腸，S状結腸，直腸

- □→ たとえば，横行結腸の左側で閉塞しても右側大腸閉塞であり，直腸は真ん中にあるが左側大腸閉塞となる。解剖学的には上腸間膜動脈の灌流域と下腸間膜動脈の灌流域の境目となっている。
- □→ 「閉塞部位が右側か？ 左側か？」はCTを撮影すれば容易に判明するが，回盲弁機能不全の有無と併せて，腹部X線でも推測することが可能である（表2）。
- □→ さらに，癌年齢の患者さんで小球性貧血がある場合は大腸癌であるとほぼ診断できる。

表2 ▶ 右側大腸閉塞と左側大腸閉塞の腹部X線所見の違い

タイプ	回盲弁機能不全	小腸ガス	大腸ガス	全体の印象
右側	なし	なし	なし	ガスレス
	あり	あり		小腸閉塞？
左側	なし	なし	あり	結腸ガスのみ目立つ
	あり	あり		ガスだらけ！

- 右側大腸閉塞の閉塞部位はガスレスで内容物は泥状便のみになるのに比べて，左側大腸閉塞の閉塞部位の内容物はガスと便が混在する．この違いについては現在解明されていない．
- 小腸の絞扼性腸閉塞でもclosed loopが比較的短いときは，内容物にガスを含まず液体のみのことが多い．これは流体力学的に空気の粘性は水の100分の1くらいなので，閉塞（高度狭窄）部位にわずかでも通過がある場合「ガスなら通過するが，液体は通過しない」ためと解釈できる．
- 回盲弁機能不全の有無については，小腸ガスの有無で判断する．すなわち，「小腸ガスなし＝弁機能不全なし」「小腸ガスあり＝弁機能不全あり」となる．
- したがって，右側大腸閉塞で回盲弁機能不全なしの場合は，（ほぼ）ガスレスの特徴的なX線像となる（図1）．

3 大腸閉塞の治療方針

- 右側大腸閉塞と左側大腸閉塞では治療方針にもかなり違いがある．
- （大腸癌による）右側大腸閉塞は通常，一期的に右側大腸切除（吻合）が行われ，ストーマが造設されることはない．1回の手技で治癒的手術が終了する．
- これに対して左側大腸閉塞は，以下のようにいくつものオプションが存在し，1回の処置や手術で完結しないことが多い．
  - 一期的切除吻合術
  - ハルトマン手術
  - 内視鏡的ドレナージ（コロレクタルチューブ）➡治癒切除術
  - 一時的ストーマ（腫瘍より口側にループストーマなど）造設術➡治癒切除術
- 左側大腸閉塞をみたら「入院期間は長くなりそう…」と思ってよい．

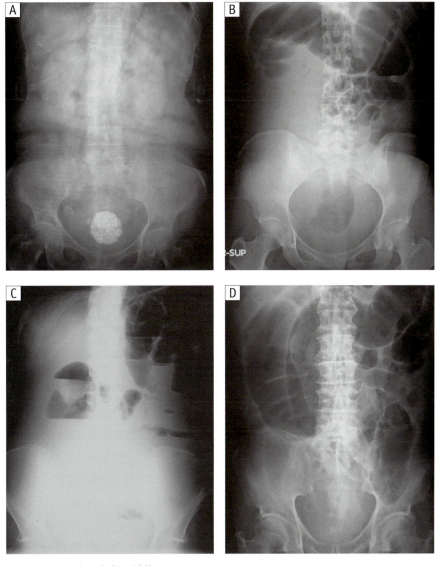

図1 ▶ 大腸閉塞の腹部X線像
A. 左側閉塞（回盲弁機能不全なし）　B. 右側閉塞（回盲弁機能不全なし）
C. 左側閉塞（回盲弁機能不全あり）　D. 右側閉塞（回盲弁機能不全あり）

4 大腸閉塞で押さえておきたいこと

□→ 大腸閉塞も小腸閉塞と同様に「gradually onsetの腹部全般痛」として扱うことが多い．ただし，どこが閉塞しても壁にかかる張力が最も強くなるのは盲腸なので，右下腹部を痛がる．

- その他の大腸閉塞は以下の場合に生じる。
    - 結腸軸捻転：多くがS状結腸，盲腸や横行結腸でも起こる。
    - 腸重積：多くが腫瘍（大腸癌）を先進部とする。
    - 大腸癌以外の腫瘍（腹膜播種，膵癌，子宮癌など）による壁外浸潤。直腸に多い。
    - （繰り返す）憩室炎。

Ogilvie症候群について[1]

- 小腸にイレウスがあるように，大腸にも"閉塞はないが，びまん性に拡張している"状態がある。これをOgilvie症候群と称することがあり，意味としてはイレウスと同じと考えてよいと思われる。
- ただし，腹痛診察の「基本原則 その2」に記したように診断名は疾患名とすべきで，概念にあいまいさがあり種々の疾患を含んでしまうこの症候群を初期診断名に用いるのは好ましくない。
- 1948年，イギリスの外科医Ogilvieによって報告された疾患は進行膵癌であったが，同様の病態を包括し，機械的閉塞を伴わない大腸拡張病変を指す症候群として呼ばれるようになった。
- 何らかの基礎疾患を有していることが多く，自律神経系の異常が推測されている。急性偽性結腸閉塞（acute colonic pseudo-obstruction）とも言われる。
- 病因はいまだ特定されておらず，明確な診断基準もない（ゆえに"症候群"？）。
- 文献の多くが診断根拠としている画像所見に危険性を孕んでおり，仮に大腸拡張だけで診断するならば，潰瘍性大腸炎の中毒性巨大結腸症（toxic megacolon）も考えられる。
- 実際に，「Ogilvie症候群の減圧処置をお願いします」ということで引き継いでみたら広範結腸壊死であったり，「CTで直腸まで拡張しているからpseudo-obstructionだと思う」とコンサルトを受けたら下部直腸の直腸癌であったりした経験がある（直腸診をすればすぐにわかったはず）。

文 献
1) Vanek VW, et al：Dis Colon Rectum. 1986；29(3)：203-10.

2章 部位別のアプローチ法は？

C×5 腹部全般痛のアプローチ
腹部全般痛の鑑別疾患
──腹部以外の疾患も含む

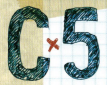

- sudden onsetでは血管系の病態と穿孔を鑑別疾患として考える。
- acute onset，gradually onsetでは腸管虚血，腸閉塞を鑑別疾患として考える。

1 sudden onsetの鑑別疾患（図1）

□→ 腹部全般痛でsudden onsetの場合は他部位と同様，血管系の病態と穿孔を考える。血管系と言えば「出血」「虚血」「解離」が御三家であるのも他と同様である。

□→ 虚血については，腸管虚血を最初に鑑別しているので，次に考えるのは「出血」と「解離」である。

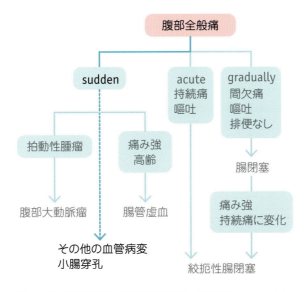

図1 ▶ 腹部全般痛の鑑別診断アルゴリズム──sudden onsetの場合

- 鑑別は上腹部痛で挙げた疾患を想起すればよい（☞2章A4）。穿孔は上腹部での胃・十二指腸，下腹部でのS状結腸が最も頻度が高いのだが，小腸でも穿孔はありうる。
- 基礎疾患としては，悪性リンパ腫，小腸憩室症，神経線維腫症などがある。悪性リンパ腫で化学療法中の場合には，治療に伴う腫瘍壊死により発生する可能性もある。
- 小腸での穿孔は発症早期から汎発性腹膜炎となりやすい。

2 acute onset，gradually onsetの鑑別疾患

- 腹部全般痛でacute onsetおよびgradually onsetの場合も，まずはsudden onsetの疾患を念頭に置くことから始める。

● 腸管虚血（図2）

- 特に腸管虚血のうち上腸間膜動脈塞栓症（SMAE）や上腸間膜動脈血栓症（SMAT）と比較して，非閉塞性腸管虚血（NOMI）は発症がはっきりしないことがある。
- 糖尿病・心血管疾患の既往，長期喫煙者などで透析中あるいは既に下肢切断がされている高リスク例において持続する強い腹痛の場合，NOMIは鑑別から外せない。

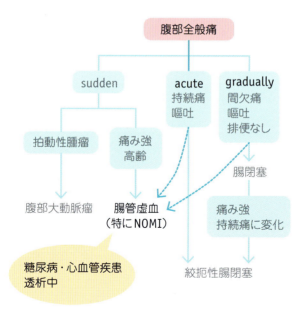

図2 ▶ 腹部全般痛の鑑別診断アルゴリズム──acute onset，gradually onsetの場合
NOMI：non occlusive mesenteric ischemia（非閉塞性腸管虚血）

● 腸閉塞・急性腸炎（図3）

- □ gradually onsetで間欠痛，水様嘔吐，排便・排ガスの停止であれば，まず腸閉塞（小腸閉塞）を考えるが，嘔吐がなく間欠痛のインターバルが長いときなどは大腸閉塞も念頭に置く．
- □ 間欠痛で水様下痢であれば急性腸炎（下痢症）がまず考えられる．この場合，感染性と非感染性がある．
- □ 感染性は放っておいても自然経過で改善するので，腸炎であるということを診療初期に断定しないほうがよい．少なくとも，典型的な症状ではない場合には他の疾患を念頭に置いて慎重に診ることが望ましい．
- □ 特殊な感染性としてアニサキス腸炎（腸アニサキス症）がある．症状が強く，身体所見で反跳痛を伴うことが多いので，あわてて外科にコンサルトされることも多い．胃と違って直接確認することはできないので，診断は慎重に行う（☞4章）．
- □ 非感染性では，下腹部痛の鑑別（☞2章B3）で考慮したクローン病，悪性リンパ腫，膠原病関連［特に全身性エリテマトーデス（SLE）など］が日常診療でもときどき遭遇する疾患として挙げられる．

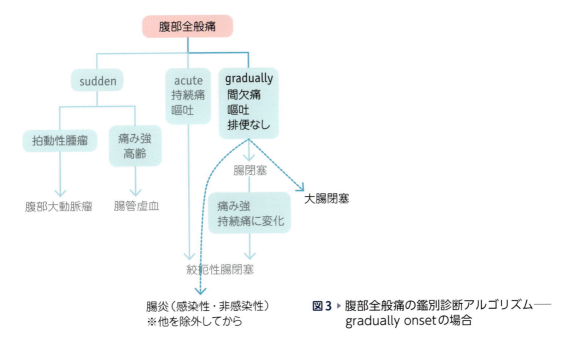

図3 ▶ 腹部全般痛の鑑別診断アルゴリズム——gradually onsetの場合

◉文 献
1) Frager DH, et al：AJR Am J Roentgenol. 1995；164(4)：891-4.
2) Vanek VW, et al：Dis Colon Rectum. 1986；29(3)：203-10.

3章　年齢・性別によるアプローチ法は？

A×1 小児の腹痛へのアプローチ
痛いと言ったならば虫垂炎を考える

- 小児の腹痛をみたら，痛みの部位にかかわらず虫垂炎を疑う。
- 虫垂炎の腹膜刺激症状は腹膜炎が顕著でなくても起きることを念頭に置く。
- 右下腹部の圧痛の所見をとれるかどうかが診断の鍵となる。

1 はじめに

→ 本書を書きはじめるにあたって，腹痛診療を苦手にしている人が多いのではないか？という点に触れた。対象となる臓器の数が多いため，それに比例して診断の遅れが重大な結果をまねく疾患も増えるからである。

→ 胸痛診療のように「何はともあれ心筋梗塞と大動脈解離だけは外さないようにしよう」と，疾患を絞ることが難しい。

→ しかし，小児では成人や高齢者に比べるとよくある疾患の数は限定され，腹痛で問題となるのはほとんど虫垂炎となる（図1）。

→ そのほかに通常ケアすべきものとして，腹部全般痛で嘔吐があれば腸重積や絞扼を含む腸閉塞を，女児の下腹部痛では卵巣（囊腫／腫瘍）茎捻転が挙げられる（図1）。

2 虫垂炎の発症年齢

→ 小児の腹痛を診療するにあたっては，痛みの部位がどこであろうとまず「虫垂炎ではないか？」と考えるところから始めるとよい。小児こそ虫垂炎の見逃しが多く，通常の成人で経験している典型的な病歴ではないことが多いからである。

→ 小児の虫垂炎のほとんどは学童期以降（6歳以上）でみられ，幼児期（5歳以下）のケースは少なく，新生児期（生後30日以内）では稀である。したがって「腹痛＝虫垂炎」と

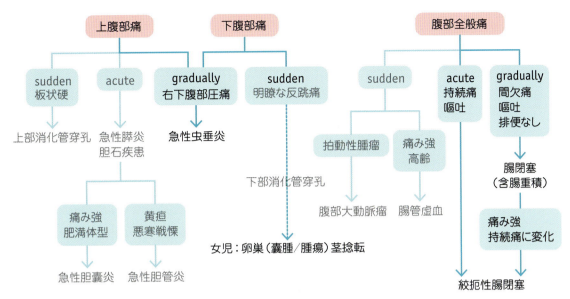

図1 ▶ 小児の腹痛の鑑別診断アルゴリズム

反射的に考えるのは小学生以上の年齢である場合にしておこう。

3 小児の虫垂炎の特徴

- 小児の虫垂炎においては，成人でしばしば経験する虫垂炎の最大の特徴「痛みの移動」がはっきりしない。
- 379例の小児虫垂炎をまとめた研究[1]（表1）によると，80％以上の発現率だった所見は「右下腹部の圧痛」「歩くのが辛そうな感じ（difficulty walking）」の2つであった。

表1 ▶ 小児虫垂炎で認められる所見と発現頻度

所見	発現率
食欲不振	75％
悪心	79％
嘔吐	66％
発熱	47％
下痢	16％
右下腹部の圧痛	82％
歩くのが辛そう	82％
叩打・ジャンプ・咳に伴う痛み	79％

- したがって，小学生が腹痛で来院し右下腹部に圧痛を認めた場合，まずは虫垂炎として扱ったほうがよい。
- 特に，少し前かがみになって（腹膜刺激症状のため腹筋の緊張をとろうとする姿勢）ゆっくりと診察室に入ってきたときは強く疑ってよい。
- 小児の虫垂炎を見逃したときに最も多くつけられている診断名は「胃腸炎」であるが，このような疾患は存在しないことは腹痛診察の原則で述べた（☞ **1章1**）。
- 胃腸炎とされている疾患群の多くは，実際にはウイルス性腸炎と推測するが，その主症状は嘔吐と下痢である。
- 急性虫垂炎の約70％で嘔吐を認めるが，下痢は虫垂炎の16％にしか認められないことを考えると，「腹痛＋嘔吐」の症例で下痢がない場合に腸炎や胃腸炎と診断するのは"超（腸？）危険"と言える。
- 虫垂炎で下痢がある場合の多くが"頻回かつ少量ずつ"というパターンであるので，大量の水様下痢があり，右下腹部に圧痛がないときのみ初期診断を「腸炎」としてよいことになろう。

● 腹膜刺激症状

- 叩打痛（pain with percussion），ジャンプ（ケンケンなどをさせたとき）に伴う痛み（pain with hopping），咳に伴う痛み（pain with coughing）はいずれも腹膜刺激症状があることを示唆している。
- 虫垂炎の腹膜刺激症状は，腹膜炎が顕著でなくても起きる。虫垂の炎症はすぐに全層性となるため漿膜側に炎症が達しており，腹膜炎になっていなくても腹膜に炎症物質が接することで腹膜刺激症状が生じる。
- 真の意味での腹膜炎ではないので反跳痛は虫垂の直上では強く出るが，離れた場所では弱いかほとんど出ない。
- 筋性防御（muscle guarding）も非穿孔性虫垂炎では押すと力が入る感じ（voluntary guarding）であって，真の筋性防御（involuntary guarding＝rigidity）とは異なる。これに対し，穿孔性虫垂炎では離れた場所でも明瞭に反跳痛を認め，腹壁は圧を加えなくても硬さを感じる。
- 非穿孔性虫垂炎で腹膜刺激症状が出るには虫垂を取り巻く組織にある程度のルーズさが必要であって，内臓脂肪が多く周囲が"パッキング"された状態だと腹膜刺激症状は出現しにくい。小児は成人に比べて内臓脂肪が少ないのでより顕著化する傾向があると思われる。
- ピットフォールとしては，盲腸後虫垂炎のように虫垂自体が後腹膜下にある場合には穿孔しても腹膜刺激症状が出にくい。

正誤表

　このたびは『jmedmook46　あなたも名医！　パターンとキーワードで考える腹痛診療』をご購入いただきまして誠にありがとうございました。
　本書に以下の誤りがございましたので、ここに訂正させていただきますとともに、深くお詫び申し上げます。

頁	該当個所	誤	正
67頁	図1 大腸閉塞の腹部X線像	A. 左側閉塞（回盲弁機能不全なし） B. 右側閉塞（回盲弁機能不全なし） C. 左側閉塞（回盲弁機能不全あり） D. 右側閉塞（回盲弁機能不全あり）	A. 右側閉塞（回盲弁機能不全なし） B. 左側閉塞（回盲弁機能不全なし） C. 右側閉塞（回盲弁機能不全あり） D. 左側閉塞（回盲弁機能不全あり）
75頁	表3 PAS（pediatric appendicitis score）	下表参照	下表参照
128頁	図1 腹部単純X線像	右は立位像，左は臥位像。	左は立位像，右は臥位像。

誤

表3 ▶ PAS (pediatric appendicitis score)

所見	点数
右腸骨窩への痛みの移動	1
食欲不振	1
悪心・嘔吐	1
右腸骨窩の圧痛	2
右腸骨窩の反跳痛	1
発熱（>37.5℃）	1
白血球増多	2
核の左方移動	1

点数	虫垂炎の可能性
≦2	～2%
3～6	8～48%
≧7	78～96%

正

表3 ▶ PAS (pediatric appendicitis score)

所見	点数
食欲不振	1
悪心・嘔吐	1
痛みの移動	1
発熱（>38℃）	1
咳・叩打・ジャンプに伴う痛み	2
右下腹部の圧痛	2
白血球増多（>10,000）	1
好中球（>7,500）	1

点数	虫垂炎の可能性
≦2	～2%
3～6	8～48%
≧7	78～96%

2017年2月9日
日本医事新報社

4 小児の虫垂炎の診断

- 虫垂炎の診断は難渋するため，診断精度を高めるためのスコアリングシステムも存在する。しかしながら，有名なAlvarado score（**表2**）は成人男性には使えるが，小児や女性には有用でないとする意見がある[2]。

- それもそのはずで，**表2**では症状・所見はすべて虫垂炎に典型的なものを並べており，典型的な症状ではないことが多い小児虫垂炎には使えない。

- PAS（pediatric appendicitis score）（**表3**）はAlvarado scoreとほとんど同じだが，腹膜刺激症状の所見の取り方が「身体所見＋症状」で2点とされ，「白血球増多」を1点に下げたところが異なる。

- これによると，7点以上は虫垂炎と判断，2点以下は否定的，その間は要精査となっている。結局Alvarado scoreのうち全身症状よりも局所症状をより重要視し，カットオフ値を下げた形となっている。

- このようなスコアリングの利用は，診断精度を高めることより（診断を）外したときの論拠（言い訳）にはなるので患者さんには直接のメリットはないが，医療トラブルの多い昨今では日常診療において大事と言えよう。

表2 ▶ Alvarado score

所見	点数
右腸骨窩への痛みの移動	1
食欲不振	1
悪心・嘔吐	1
右腸骨窩の圧痛	2
右腸骨窩の反跳痛	1
発熱（＞37.5℃）	1
白血球増多	2
核の左方移動	1

症状・所見に応じて配点がある（10点満点）。点数に応じて下表のように判断する。

＞7	虫垂炎を強く疑う
5, 6	虫垂炎の可能性あり
＜5	虫垂炎の可能性低い

表3 ▶ PAS (pediatric appendicitis score)

所見	点数
右腸骨窩への痛みの移動	1
食欲不振	1
悪心・嘔吐	1
右腸骨窩の圧痛	2
右腸骨窩の反跳痛	1
発熱（＞37.5℃）	1
白血球増多	2
核の左方移動	1

点数	虫垂炎の可能性
≦2	～2％
3～6	8～48％
≧7	78～96％

5 右下腹部痛を見きわめよう

- 小児では，成人（特に高齢者）以上に放射線検査における被曝を常に意識する必要があるので，「とりあえずCT」という進め方は頂けない。
- しっかり身体診察を行い，右下腹部の圧痛の所見がとれるかどうかが診断の鍵となることは間違いない。
- 5歳以下の虫垂炎は稀である上，症状がさらに典型的でなくなる[3]。そのため，乳幼児の虫垂炎は早期診断が学童以上に難しい。
- 右下腹部に圧痛がみられる例は40％程度にとどまり，腹部全般の限局しない圧痛51％を下回る。逆に反跳痛81％，筋性防御62～72％と腹膜炎の症状が優位となり，学童ではあまりみられない下痢は32～46％に認める。
- したがって，穿孔し全身状態が悪化しないとなかなか診断がつかない。下痢の割合が増えているのは汎発性腹膜炎となっていることを意味するのだろう。未就学児の腹痛を診て「腹膜炎？」と思ったときは，真っ先に虫垂炎を挙げるとよい。

● 文献
1) Colvin JM, et al: Pediatr Emerg Care. 2007;23(12):849-55.
2) Ohle R, et al: BMC Med. 2011;9:139.
3) Sakellaris G, et al: Eur J Pediatr. 2005;164(2):80-3.

3章　年齢・性別によるアプローチ法は？

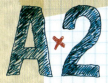

小児の腹痛へのアプローチ
腸重積は痛くない？

- 腸重積は，自分で「痛い」と言えない年齢の子どもが主にかかる疾患なので，多くの場合，子どもが"お腹が痛い"と訴えることはない。
- 腸重積であることの直接の臨床所見は血便。
- 腹部X線検査で，「大腸ガスの消失」と「肝縁の消失」の2点がそろうと，腸重積である確率はかなり高い。

1　腸重積の診察で気をつけるべきこと

- □→「腸重積は痛くない」わけではない。以下に述べる2つの理由から「痛み（腹痛）」が前景に立ちにくい場合があるということをまず押さえておこう。

●→「痛い」と本人が言えない

- □→例外はもちろんあるが，小児の代表的な二大外科的疾患である虫垂炎と腸重積の罹患年齢はオーバーラップしない。すなわち，ほとんどの虫垂炎が学童期以降，ほとんどの腸重積が6カ月から3歳くらいの乳幼児にみられる。
- □→つまり腸重積は，自分で「お腹が痛い」と言えない年齢の子どもが主にかかる疾患なので，多くの場合，親が「子どもが泣く」，「ぐずる」，「調子が悪そう」と訴える。

●→腸重積による腹痛は腸閉塞による"間欠痛"

- □→実際抜けなくなるくらいに腸管が嵌まり込んでいるのだから（図1），その部位がまったく痛くないわけはないと思うが，腸重積の痛がり方は基本的に"間欠痛"である。
- □→痛くない"間欠期"には重積していないわけではなく，間欠期にも重積している。では「何が痛いのか？」と言えば，"腸閉塞"の痛みにほかならない。腸の蠕動のタイミングで腸管に圧がかかり，痛くなるのである。腸閉塞だから痛いのであって，重積そ

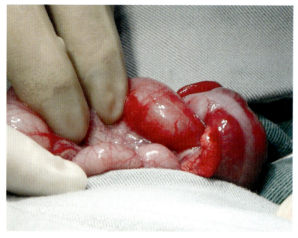

図1 ▶ 腸重積の肉眼像

のものを痛がっているわけではない。

- この理解があれば，小児の腸重積の見逃しが減る。つまり，腸重積の見逃しが発生する問題点は，間欠期に診察した場合，「元気そう」，「問題なさそう」という印象を医師が受けてしまうことにある。
- 腸重積はコモンな疾患とはいえ高頻度に来院するわけでもないので，いつもは成人を診ていて，ときどき小児も診なくてはならない状況にある一般医が，たまたま"腸重積の間欠期"に引っかかり見逃さないとは限らない。
- お母さんの話を聞いたら「吐いていた，痛がっていた」と言うけれど，診察室では遊ぶくらいの元気がある子を"胃腸炎"としてしまうかもしれない。そもそも，腸重積はウイルス性の急性胃腸炎が流行っている時期に発症することが多いとも言われている[1]。
- そんなとき，「腸重積＝間欠的啼泣」という教科書的記載だけでなく，"腸重積が間欠的に痛くなるメカニズムは腸閉塞だから"という理解のもとに診るのとでは自ずから違いが出てくると思われる。
- 体調が悪いときに子どもが嘔吐することは腹部の症状でなくてもよくあるが，「腸閉塞」というキーワードがあれば，吐いたという事実についてより敏感になるかもしれない。
- 腸閉塞ならば排便・排ガスはないはずで，お母さんに「便は出ているか？ 下痢はしていないか？」と質問したくなるかもしれない。あるいは，便が出ているかどうかを確かめようとしてオムツを外してみたら，ちょっとした粘血便が見つかるかもしれない。

2 腸重積の画像検査で気をつけるべきこと

● 超音波検査

- □ 腸重積の診断のゴールドスタンダードが超音波検査であることは周知の事実であり，誰もが"ターゲットサイン"というキーワードは知っている。経験ある術者が施行すれば感度・特異度ともにほぼ100％という論文[2]もあるが，"経験がない人"が施行した場合は見逃しがあるかもしれない。
- □ 特に「腸重積っぽくないけど，とりあえずエコーだけはみてみる」といったケースでは見逃す可能性がある。とりあえずプローベを当てたはいいけれど，ぐずってしまって丹念に検査できず，「まあ，ターゲットサインらしきものはみえないから大丈夫」と帰宅させたら，子どもがやはり痛がって再来院。今度は手練れがエコーを行ってすぐに重積がみえた……というオチが待っている。
- □ 検査前に"疑って"いる場合には繰り返し行う周到さがほしい。

● 腹部X線検査

- □ 腹部X線は一般に有用でないと言われているが，まんざら捨てたものではない。
- □ 小児の腸重積のほとんどは腫瘍などのリードポイントがなく，終末回腸が結腸内に重積しているので閉塞部位は遠位小腸となる。つまり小腸閉塞である。腸重積を小腸閉塞の観点から分類すると，形態による分類ではSO（single obstruction），成因が重積ということになる。小腸閉塞の腹部X線の特徴は"ニボー"がある，ではなくて"小腸ガスはあるが大腸ガスはない"であったので，X線をみるときにここに着目する。幼児の場合，立体像ではなく臥位で撮影されることが多いので，そもそもニボーは出現しない。
- □ 重積部の腸管は重なっていてかつエアを含まないので，X線透過性は低くなる。典型例での重積部は肝彎曲部に位置するが，ここで重積した腸管と肝臓という，X線透過性が低いもの同士が接すると，その境目が不明瞭になる[3]。胸部X線でフェルソンが言う"シルエットサイン陽性"と同じ現象である。
- □ 図2をみてみよう。嘔吐が主訴で来院した2症例で，一方が腸重積，他方が腸炎と診断されている。両者の違いがわかるだろうか？
- □ 図2Aは大きな胃泡に目が行きがちだが，肝下縁に沿って結腸ガスが確認できる。よくみると下行結腸ガスと思われる像もある。小骨盤内のガス像も直腸S状結腸ガスかもしれない。一方，図2Bは，左上腹部に小腸ガスと思われる像と，小腸か大腸かがわかりにくいガス像が右腸骨窩にある以外，ガスはあまりない。少なくとも自信を持

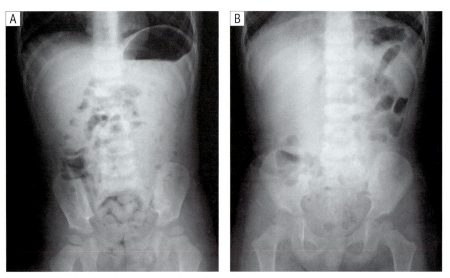

図2 ▶ 嘔吐を主訴に来院した2症例の腹部X線像

って大腸ガスと言えるはっきりした所見はない。

- 次に肝下縁をみてみると，**図2A**は結腸ガスとの境として明確に線引きすることができる。ところが，**図2B**ではどこまでが肝臓でどこまでが結腸なのか，境がはっきりしない。

> ●大腸ガスの消失
> ●肝縁の消失

- 上記の2点がそろうと腸重積である確率はかなり高い。なぜかというと，実際筆者が小児の腸重積の症例を探すとき，腹部X線でこれらに着目するとほとんどヒットするからだ。少なくとも感度は高そうな印象である。
- 実際の文献では，小児腸重積における「肝縁が見えなくなる」という所見の感度・特異度は77％・97％で良好との報告がある[3]。逆に上行結腸のガスがあることが，腸重積を除外する所見として感度・特異度が84.2％・63.3％という報告[4]もある。いずれも2010年以降の論文で，温故知新といったところだろうか。
- 普段は成人の診療がメインで小児診察にそれほど精通していないけれど，ときに子どもを診る機会もあるといった方であれば，病歴を聞くときも，X線をみるときも腸閉塞をイメージしてみてみると，いままでとちょっと違った視点から，見逃しそうな症例を引っかけることができるかもしれない。

3　腸重積では血便を見分けよう

□→ 痛みが腸閉塞としての所見であることを述べてきたが，腸重積であることの直接の臨床所見は血便である．

□→ 「浣腸したらイチゴジャム」というキーワードもこのまま覚えるのではなく，（腸閉塞なので）典型例では便が混じっておらず，浮腫液や粘液とグリセリンに血が混じってイチゴジャムのように見える，と理解しておきたい．そう考えると，大事なのはイチゴでもジャムでもなく"血"だけなので，イチゴジャムに見えなくても，"血便"であった場合には意味は同じと解することができる．

□→ 便潜血を合わせると血便は70％にみられる所見なので，疑った場合には簡易テストで調べてみるのもよいかもしれない．

●文 献
1) Buettcher M, et al：Pediatrics. 2007；120(3)：473-80.
2) Hryhorczuk AL, et al：Pediatr Radiol. 2009；39(10)：1075-9.
3) Saverino BP, et al：Pediatr Emerg Care. 2010；26(4)：281-4.
4) Roskind CG, et al：Pediatr Emerg Care. 2012；28(9)：855-8.

3章　年齢・性別によるアプローチ法は？

A×3 小児の腹痛へのアプローチ
強い痛みは"捻り"を考える

- 小児の腹痛を診たら，虫垂炎と腸重積の鑑別に続いて，頻度は高くないが"捻転"も念頭に置いて診察する。
- 特に強い痛みと嘔吐を伴うときは"捻転"の可能性を考える。
- 小腸捻転は虚血から死に至る可能性もある捻転であり，小児の強い腹痛では小腸捻転を忘れずに鑑別する。

1 強い痛みと嘔吐を伴うときは"捻転"の可能性を考える

- 前項までに述べた通り，小児で腹痛を考えるときは重要度からも頻度からも，まず虫垂炎を鑑別に挙げる。これに加え，自分で痛いと言えない幼児で「お腹が痛いかもしれない」ことが状況から推察されるときには腸重積を念頭に置けば，外科的介入の可能性がある腹痛の多くをカバーできる。
- 小児専門医でない一般医が小児の腹痛にアプローチする場合は，原則としてこれでよい。しかし時に，頻度はそこまで高くないが，初診での見逃しが生死を分けるような事態になることがある。
- 成人で死亡の原因になりうる重篤な急性腹症といえば，（広範）腸壊死と下部消化管穿孔が挙げられるが，これらの疾患は直接もしくは間接的に生活習慣病や慢性疾患からくる動脈硬化病変や悪性疾患などが原因となっているため，小児では起こりにくい。
- では，小児では何を考えればよいのか？　強い痛みと嘔吐を伴うときは"捻転"の可能性を考える習慣をつけておくとよい。

2 "捻転"を生じる内臓とその特徴

□→ 捻転は要するに臓器の虚血なので，何が捻転しても強い内臓痛を伴う．いろいろな臓器が捻転しうる．捻れる"茎"さえあれば，どの臓器にも捻転する可能性がある．捻転可能な臓器を以下に記す．

> **捻転可能な臓器**
> 胃，胆嚢，脾臓，小腸，盲腸，横行結腸，S状結腸，卵巣（卵巣腫瘍），精巣

● 卵巣（嚢腫／腫瘍）茎捻転，精巣捻転——小児で頻度の高い捻転臓器

□→ 頻度が高いのは女児の卵巣（嚢腫／腫瘍）茎捻転であろう．この詳細については後述する（☞3章B2）．

□→ 同じく頻度が高い精巣捻転は時に腹痛が主訴となることがあるので注意を要する．放散痛としての腹痛を自覚することもあるし，多感な歳の男の子ならば恥じらいもあり鼠径部付近（陰嚢およびその周辺）の痛みについて，部位などをはっきりと答えてくれない可能性もある．

● 結腸軸捻転——小児で頻度の低い捻転臓器

□→ 結腸軸捻転はほとんどがS状結腸でみられ，多くはADLが低下した高齢者で経験する．したがって解剖学的問題というよりも機能的な問題に起因しており，小児で経験することは稀である．

● 胃捻転

□→ 胃は上下左右を様々な構造物で固定されているので，捻転しやすい臓器ではない．捻転するのは固定している間膜などがきわめて薄い（要するに内臓脂肪がない）状況に限られる．実際，発症するのはほとんどが幼児とやせ型の高齢者に限られる．

□→ また胃捻転のもう1つの特徴として，メジャーな栄養血管だけでも4本あり，血流量がきわめて多い臓器なので，捻転＝虚血にはまずならない．

□→ 問題は，捻転して閉鎖腔となった胃内に胃液が産生され続けるので，破裂の危険がある点である．しかし，チューブ等で胃内をドレナージできれば緊急手術をせずともその場をしのぐことができる．

- ● 胆嚢捻転，脾臓捻転

    - □ 胆嚢捻転の臨床像は胆嚢炎なので「罹患臓器は何か？」といった問題で困ることはない。ただし，小児では胆石自体が稀であるので，逆に言えば小さな子どもが右上腹部を痛がって胆嚢が腫れているならば胆嚢捻転は鑑別になる。
    - □ 捻転であればかなり痛いので，痛みが強くなく胆嚢（もしくはそのようにみえるもの）が高度に腫大しているならば総胆管嚢腫が鑑別の1つとなる。
    - □ 脾臓捻転も時にみられるが，大胆に言ってしまえば「知らなくても大丈夫」。なぜなら，脾臓捻転で死に至ることはないからである。"見逃し"という事実が問題となることはあっても，生命の問題とはなりにくい。
    - □ 捻転に気づかず時間が経過しても，おそらく決定的な事象には発展しない。脾臓は虚血に強い臓器であり，さらに虚血が遷延して起こることは（脾臓の）壊死あるいは萎縮だが，無菌臓器の脾臓が壊死しても敗血症にはならないし，有名な脾摘後重症感染症（overwhelming postsplenectomy infection；OPSI）はそもそもの発症頻度がきわめて低い。
    - □ 重要疾患を鑑別し，その後に判明しても遅くはない。

- ● 小腸捻転――虚血から死に至る可能性もある捻転

    - □ 重症度という意味で圧倒的に重要なのが"小腸捻転"である。小腸が捻れて虚血から壊死が進めばただではすまない。
    - □ 腸管の内腔は物理的な位置関係では体内だが，生理学的・細菌学的には体外であり，きわめて細菌の数が多い部位である。壊死すれば細菌は容易に腹膜から全身へと波及する。壊死範囲が広ければ数時間の遅れが生死を分けることになる。
    - □ 広範小腸壊死ともなれば，命が助かったとしても短腸症候群となり，その後の成長，発達に大きな障害となる。

3　小児の小腸捻転

- ● 中腸軸捻転は新生児期に発症するとは限らない

    - □ 小児で小腸捻転と言えば，誰もが中腸軸捻転を思い浮かべる（中腸とは十二指腸遠位から横行結腸近位3分の2を指し，主に上腸間膜動脈の灌流領域）。新生児期の疾患として，腸回転異常症とペアで覚えている人も多いと思うが，腸回転異常という先天異常があったからといって新生児期に中腸軸捻転を発症するとは限らない。

- 捻ることなく成長し，もう少し大きくなってから発症することもあれば，成人発症で見つかる場合もある。
- 新生児期を過ぎてからの発症頻度は意外に高く，17歳以下の腸回転異常に伴う腸閉塞を調べた研究では，1カ月までの発症が30％，1歳までの発症が58％，5歳までの発症が75％と報告している[1]。つまり，25％は5歳から17歳までの間に発症している。さらに，成人も含めた研究では1歳以下が31％，1歳から18歳までが21％，18歳以上が48％と報告されている[2]。
- 大雑把に両研究の数字を合わせると，全体の15％が1カ月未満の発症であるので，この時期が最も発症しやすいとの認識は間違っていないが，乳児期に特有の疾患という認識は改めたほうがよさそうである。約半数が18歳未満で発症しているので，中腸軸捻転に遭遇するのが小児期である確率は高い。

● 腸回転異常のない小腸捻転のほうがより重篤となりやすい

- 腸回転異常にもいろいろなパターンはあるが，最も多く経験するのは本来270度回転すべきなのが180度で止まってしまい，十二指腸がC型を形成せずに尾側がまっすぐ伸びて，これと平行に上行結腸と盲腸が位置しているため腸間膜根がほとんど幅のない状態となっているケースである（図1）。
- 全小腸と盲腸および上行結腸がほぼ上腸間膜動脈を軸とした細い腸間膜でつながっているのみで，基部の幅が細く，末広がりになっているので捻転しやすい。
- "しやすい"というのは通常の腸回転（270度）の状態に比べて捻転しやすいという意味であるが，「では，腸回転異常がなければ軸捻転は起きないか？」というとそうではない。
- 発生過程の腸回転が正常の場合，小腸間膜には腹部正中から右下腹部に向かう10～15cmの基部（腸間膜根）がある（図2）。この長短にも個人差があり，基部が短く，さらに腸間膜が薄い（要するに間膜の脂肪組織が少ない）という条件が加われば捻転を起こしうる。
- 近年は小児の肥満や糖尿病も社会問題化しているが，総じて小児は内臓脂肪が少ないので，あとは基部が短いという条件が加われば捻転の素因は十分となる。
- この場合，捻転するのは小腸に限定されるので"小腸軸捻転"であって中腸軸捻転とはならない。
- 実はこの腸回転異常のない小腸捻転のほうがより重篤となりやすい。典型的な腸回転異常症に伴う中腸軸捻転は図1の通り，十二指腸遠位と上行結腸が並走しているので捻転した場合に壁の厚い結腸が巻き込まれることによってクッションとなり，捻転＝虚血となりにくいのである。

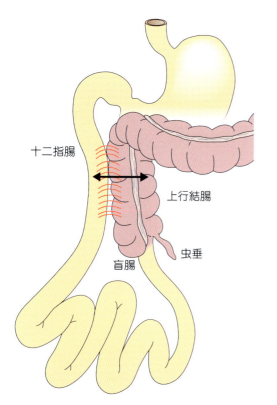

図1 ▶ 腸回転異常症
十二指腸と上行結腸が並走している。腸間膜根はほとんど幅がない（両矢印）。

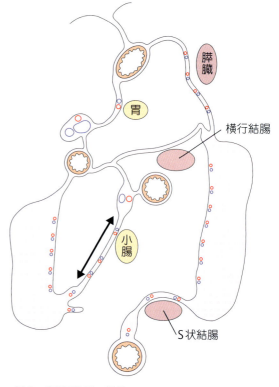

図2 ▶ 腸間膜根の構造
間膜を有する部位とその臓器との位置関係を示す。小腸間膜は腹部中央から右下腹部にかけて斜めに位置している（両矢印）。

- 多くの中腸軸捻転は，腸閉塞症状として嘔吐を繰り返すことがメインとなり，直ちに虚血・壊死が進行することはむしろ少ない。これに対して腸回転異常のない小腸軸捻転はその時点で虚血を伴う絞扼となり，半日も経つと完全壊死となりかねない。
- 早期診断がつけばほとんど失うものがない反面，診断が遅れれば小腸の大部分を失い短腸症候群となる。そうなってしまうと，食事から栄養をとることができなくなり完全静脈栄養（TPN）に頼らなくてはならない。大きなハンディキャップを背負うことになり，成長前の小児であれば影響ははかりしれない。さらに診断が遅れれば救命すらままならない。

● 小児の強い腹痛では小腸捻転を忘れずに！

- 捻転というキーワードからは，卵巣茎捻転ばかりが思い浮かぶと思われるが，小児の強い腹痛では小腸捻転を忘れずに！
- 小腸捻転は一般にacute onsetの持続痛であり，嘔吐を伴う（小腸の近位で閉塞して

いるので吐瀉物には胆汁が混じっている）。壊死に至っていなければ身体所見はほとんど異常がみられず，反跳痛どころか圧痛すらもわかりにくい。強い痛みのわりに腹部所見が乏しい，すなわち成人の腸管虚血と同じで，これに嘔吐が加わる。

□→ 検査がCTにまで進めば特有のwhirl signが見える（図3）。

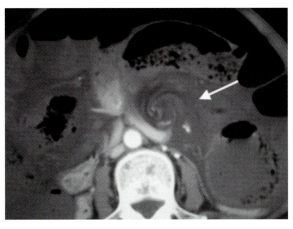

図3 ▶ 小腸軸捻転のCT
上腸間膜動脈を軸としたwhirl signを認める（矢印）。

□→ 小腸軸捻転に似た状態として絞扼性腸閉塞がある。小児での原因（etiology）としては，内ヘルニアのほか，メッケル憩室（臍と索状物でつながっているような場合）など，先天的な要因が影響することも多い。この場合，早期診断されなかったときの予後は絞扼された腸管の長さによって様々となる。

● 文 献
1) Aboagye J, et al：J Pediatr Surg. 2014；49(6)：995-9.
2) Nehra D, et al：Surgery. 2011；149(3)：386-93.

3章　年齢・性別によるアプローチ法は？

A×4 小児の腹痛へのアプローチ
小児の腹痛の鑑別疾患

- 小児では，5歳以下（特に2歳前後の幼児）では「腸重積」，小学生以上は「虫垂炎」を考え，特に強い痛みがあるときはすべての年齢で「捻転する疾患」を鑑別に挙げる。
- 幼児期の腹痛診察で注意すべきこととして，①外傷（虐待）と②異物誤嚥がある。
- 腹痛で受診した小児を便秘と診断し，浣腸で排便させて帰宅させることは安易に行うべきではない。

1　小児の腹痛における重要疾患へのアプローチ法

- 第1章では部位をおおまかに上腹部・下腹部・腹部全般の3区分にすることと，発症様式からsudden onset/acute onset/gradually onsetの3つに分けることを提唱した。
- 一方，小児の場合，最も頼りにしたい病歴が本人から聴取しづらい。患児が言葉で表現できない年齢の場合は痛いのかどうかも定かでなく，親などの証言から推測するしかないことも多い。したがって，成人のように上記のような区分をすることが難しい。
- 診察にしても，幼児の小さなお腹を部位で区分することは容易ではないし，泣かれてしまうと，圧痛を診るどころか聴診さえもままならない。また，会話が可能な学童であっても，見知らぬ大人，ましてや医師の問いに的確に答えてくれるとは限らない。
- そこで，重要疾患へのおおまかな年齢別アプローチ法を押さえておくとよい（図1）。

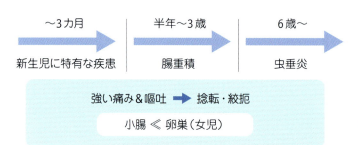

図1 ▶ 小児の腹痛の鑑別──手術や処置を要する重要疾患と年齢分布

- ☐ 小児ではおおまかに，5歳以下，特に2歳前後の幼児では「腸重積」，小学生以上は「虫垂炎」と考えるとよい。加えて，特に強い痛みがあるときは，すべての年齢で「捻転する疾患」を鑑別に挙げるようにするとよいだろう。
- ☐ これを症状・病態の面から言うと，以下の2つに集約される。腹膜刺激症状は虫垂炎を示唆し，腸閉塞症状は腸重積および小腸捻転を示唆する。

> - 腸閉塞症状（small bowel obstruction；SBO, vomiting/no bowel movement）
> - 腹膜刺激症状（rebound tenderness/pain with percussion/pain with hopping）

2 小児の各年齢別の鑑別疾患

● 新生児期の鑑別

- ☐ 新生児期に起こる不具合は，腹部疾患に限らず先天的なものの影響を考えるとよい。
- ☐ そもそも腹部症状で多くみられるのは「嘔吐」であり，"腹痛"が問題となることはない。
- ☐ 出生直後からの「嘔吐」は先天的な閉鎖（食道閉鎖，十二指腸閉鎖，小腸閉鎖）によるものだが，よほどの場合を除いて胎児期に既に異常が指摘され，生まれてすぐに診断がつくことが多いので，一般医が遭遇する機会はまずない。
- ☐ 新生児期の腹部疾患として有名な壊死性腸炎（necrotizing enterocolitis；NEC）は全身状態としては"敗血症"を呈し腹部は膨満している。
- ☐ はじめは大丈夫だったのに，数日から1〜2週間で吐くようになった場合は腸回転異常に伴う中腸軸捻転を，3週後くらいから噴水のように勢いよく吐くようになった場合には肥厚性幽門狭窄症を疑う。ただし，肥厚性幽門狭窄症は（おそらく）痛みは伴わないので，吐いていないときには機嫌は悪くなく，泣くこともない。

● 乳幼児期の鑑別

- ☐ 新生児期を過ぎると，腹痛の原因としてはポピュラーな疾患が多くなってくる。腹痛を大人のように訴えられないが，毎日一緒に生活している家族には「ここを痛がっているのでは？」という推測ができる。
- ☐ 鼠径ヘルニアがもともとある場合も，嵌頓して問題となってくるのはこの時期からである。
- ☐ 乳幼児での診察の原則，"オムツも外して全身を診る"を常に実践していないと，思わぬ見落としが生じるため注意しなくてはならない。
- ☐ ヘルニアがある場合，泣いて腹圧が上がると膨隆するので，嵌頓しているかどうか

- （還納されるかどうか）を確かめなければならない．患児が泣いているとき，呼気時は腹圧がかかっているので，吸気時に確かめる．これは聴診でも同じである（呼気時に聴診しても泣き声で何も聞こえない）．
- 月齢が低いうちは，外出の機会や家族以外の不特定多数の人と接触する機会が圧倒的に少ないので，いわゆる感染症にかかることも少ない．特に乳児で摂食が母乳かミルクに限られる時期は，直接接触する人物が感染症に罹患していなければ経口感染はほぼ起きない．したがって，こんな時期の児が嘔吐した場合に安易に"胃腸炎"と診断するのは，適切ではない．
- 出生直後に出現するとは限らない先天異常（中腸軸捻転，胆道拡張症など）や，数カ月以降ならば腸重積であることもある．
- 幼児期の診察時に注意すべきものが，①外傷（虐待），②異物誤嚥の2つである．これらは"病気"ではないが常に念頭に置いておかなくてはならない．

①外傷（虐待）

- 現場を誰も見ていない場合で本人がそれを訴えない場合に"腹痛"として表現されることがある．あるいは腹痛以外の"怪我"でも常に考えないといけないのは虐待，特に家族によるものである．

②異物誤嚥

- 飲み込んだものの多くは問題なく便とともに排泄されるのだが，先端が尖ったものでは腸管穿孔を起こす可能性がある．この場合，異物が金属ならば単純X線で確認できるが，材質によってはX線には映らないもの（ガラスなど）もあるので注意が必要である．
- また磁石は1つであれば通常問題にならないが，複数でそれぞれが別位置にあって腸管壁越しに接着した場合には穿孔や瘻孔形成などの原因となる．X線で1個に見えても実は2個の磁石がくっついている場合もある．何かの拍子に分かれてしまわないとも限らない．
- 異物誤嚥（あるいはその可能性）がある場合には，限定された情報だけで判断しようとせず「磁石はそもそも全部で何個あって，今手元（家）にはいくつ残っているのか？」などについて突っ込んで質問することが大事である．数が合わないならば，体内に残っている可能性がある．

● 学童期以降の鑑別

- 学童期ではまず虫垂炎を考える．「虫垂炎の鑑別となる疾患」を想定したときは常に虫垂炎を考えねばならないが，「虫垂炎かもしれないと思った疾患」がそうではなかった場合にはそのほとんどがself limited disease（放っておけば治る病気）である．

- 最もよく鑑別されるのはいわゆる胃腸炎，"ウイルス性腸炎"だが，これが細菌性腸炎であれば，痛み・下痢（時に血便）・発熱などの症状が強く出る。特にエルシニア腸炎は痛みが強いのが特徴でpseudoappendicitisなどとも呼ばれる。とはいえ，ほとんどの細菌性腸炎が特別な治療を要さず，便の培養から菌種が同定される頃には症状は軽快している。
- ただし，病原性大腸菌によるものはタイプによって〔腸管出血性大腸菌（enterohemorrhagic *Escherichia coli*；EHEC）など〕は致死的病状となることがある。血便がみられ，食歴で生肉（特に牛肉）がある場合は注意を要する。
- このような例外はあるものの，水様下痢が症状のメインであり，腹部に反跳痛がない場合は腸炎として経過をみてよい。
- 小児の急性虫垂炎の鑑別として必ず教科書に記載されている疾患に腸間膜リンパ節炎（mesenteric lymphadenitis）がある。なまじこの名前を知っていると，「あまり症状は強くはないが，よくわからない右下腹部痛」をみたときにそう診断したくなってしまうかもしれない。しかし，この疾患も腸炎と同じくself limited diseaseなので，診断してもあまり意味がない。
- そもそも小児の腸間膜リンパ節は正常でも（特に小さな子では）目立つので，リンパ節が画像で目立つことに引きずられて虫垂炎を安易に否定しないようにしたい。通常の腸炎と違って下痢がみられない分，さらに注意が必要である。
- 小児で腹腔内容積が小さいほどCTでは解像度は下がり，検出の精度も下がる。超音波検査でも虫垂の描出は容易でない。それに比べて腫大リンパ節のような実質臓器は超音波では比較的よくみえる。虫垂が見えていないのにリンパ節腫大をみつけて腸間膜リンパ節炎と診断するのはNG。はじめから正常サイズの虫垂が同定できた上で，腫大リンパ節に一致して圧痛があるときのみ腸間膜リンパ節炎と診断するべきだろう。むろん反跳痛はない。
- その他，小児で鑑別に挙げるものとして，腹腔内臓器以外の原因によるもの，尿路感染や肺炎も腹痛の原因になりうる。成人でもやせ型の場合は同様だが，腹腔内容積が小さい小児では腎臓の炎症を腹痛として自覚する場合があり，同部に一致した圧痛が腹部側から確認できることはめずらしくない[1]。
- ただし，健康な小児は通常尿路感染症（特に腎盂腎炎）にはならないので，発症した場合には膀胱尿管逆流（vesicoureteral reflux；VUR）などの存在に留意する。
- 肺炎は罹患部位が下葉であれば腹痛を訴える可能性がある[2]。肺炎の初期はX線で肺炎の影があまりみえず，経過とともに陰影がはっきりみえてくることもある。したがって肺炎を考えた場合は画像検査だけに頼らず，症状・所見からもしっかりアプローチしたほうがよい。

3 便秘と腹痛について

- 救急室に腹痛で受診した小児に対して,「便秘と診断し,浣腸をする」ということが比較的ポピュラーに行われているように思う。一方で,「便秘と診断され浣腸された小児がその後も痛みが改善せず,虫垂炎であった」という事例を外科ではときどき経験する。成書にも,腹痛に対する処置としての"浣腸"は記載されていない。
- そもそも,腹痛を訴え来院した小児に対して初診で慢性疾患(病態)である"便秘"という病名はつけられないはずである。Rome Ⅲ基準(表1)[3,4]では,項目の2つ以上が2カ月以上続いた場合を便秘と定義している。

表1 ▶ Rome Ⅲ基準による便秘の定義

- 1週間の排便回数2回以下
- 週に1回は便失禁がある
- 過度の便貯留の既往
- 排便時に痛みを伴う,あるいは硬便の既往
- 直腸に大きな便塊がある
- トイレが大きな便で詰まったことがある

上記の2つ以上が2カ月以上続いた場合を便秘とする。

(文献3,4をもとに作成)

- おそらく,腹痛で来院して浣腸された"便秘"の小児のほとんどがこの基準を満たしていないであろう。"排便すればすっきり"する腹痛の存在自体を否定するつもりはないが,それは生理的に誰にでもあることで,おそらく浣腸の施行の有無と関係なく排便で軽快するものであろう。
- 慢性疾患(病態)である"便秘"を初診で見逃すのと,急性疾患である虫垂炎を見逃すことの意義を考え直したいと思うのは外科医ばかりであろうか?

●文献

1) Chang SL, et al:Pediatr Clin North Am. 2006;53(3):379-400, vi.
2) Kanegaye JT, et al:J Emerg Med. 1995;13(6):773-9.
3) Rasquin A, et al:Gastroenterology. 2006;130(5):1527-37.
4) Hyman PE, et al:Gastroenterology. 2006;130(5):1519-26.

3章 年齢・性別によるアプローチ法は？

B×1 女性の腹痛へのアプローチ
キーワードで考える女性の腹痛

- 消化器症状（悪心・嘔吐，下痢）を伴わない下腹部痛は，子宮および付属器に関連した腹痛を疑う．
- 子宮および付属器に関連した腹痛を疑ったら，①年齢，②ショック，③発熱，④反跳痛をキーワードに鑑別していく．

1 「婦人科疾患かもしれない腹痛」「外科的な腹痛」って何だ？

- 女性の腹痛を診るときに臨床現場でよく使われる言葉に「婦人科疾患」がある．
- 女性の腹痛を診察して，「なんとなく消化器疾患ではなさそうだな，産婦人科にコンサルトするか？」というときに発せられる言葉のようだ．しかし，これはちょっとアバウトすぎないだろうか？
- 婦人科疾患の腹痛のどれもが同じ症状や所見（と思っているから）なのか？ あるいは「婦人科的」と判断し，あとは「婦人科にお任せ」という姿勢なのか？ いずれにせよ臨床家の態度としては頂けない．
- 似たような言葉に「外科的」というのもある．患者さんが本当に重症で，ショックで，呼吸不全で，腹部が汎発性腹膜炎というときに使用されるのならまだ合点がいくのだが，他科の医師から「多分大丈夫だと思うのだけど，一応外科的な腹痛も鑑別に挙がるのでコンサルトさせて頂きました」なんて言われた日には，（おそらく多くの外科医が）憮然とするであろう．
- 内心「"外科的"って何だよ？ 外科で手術する腹痛なんていっぱいあるじゃないか！ 要するに"よくわからない"ってことじゃないか」と思っているに違いない．
- （心の中では）そう思っていながら，「わかりました．それでは診てみますね．もし外科で担当するような疾患でなかったらまたお声かけさせて頂きますので，そのときはよろしくお願いします」と言っているに違いない．

- そういった感覚から推測するに，女性の腹痛を診る上で「婦人科疾患」という言葉を安易に用いないほうがよいのではないかと思っている。
- 結果的にどの疾患であっても，診断をつけ分類することによって緊急性についての判断が必要となり，マネージメントにも違いが出てくる可能性がある。
- もし自施設に産婦人科がない，もしくは産婦人科当直がないとしても，目の前の「婦人科疾患」かもしれない患者について，他施設に転送すべきなのか，オンコールで呼ぶべきなのか，それとも翌日の外来での再受診としてよいのかといった判断をその場で必ずしなくてはならない。

2 産婦人科領域の腹痛へのアプローチ──キーワードを用いて鑑別せよ！

- そこでここでは産婦人科にコンサルトする立場から，産婦人科領域の腹痛へのアプローチについて述べたいと思う。
- 本書のコンセプトとして，なるべく簡略な形式で分類することとしているので，まずはじめに「婦人科疾患」という発想をやめ，男性との違いを明確にするために，筆者は以下の言葉に集約するようにしている。

> 子宮および付属器に関連した腹痛

- この言葉ならば，女性であっても（手術などで摘出していれば）この概念に当てはまらない場合もあり，より正確な判断が可能となる。
- さらに，どういう場合に子宮および付属器に関連した疾患を疑うかを下記に示した。

> 消化器症状（悪心・嘔吐，下痢）を伴わない下腹部痛

- その上で以下の4つのキーワードを用いて鑑別を絞っていくとよい。

① 年齢
② ショック
③ 発熱
④ 反跳痛

● キーワード①──年齢

- 年齢による分類は大まかに，「高齢者か，それ以外（妊娠可能年齢）か」をまず第一に考える（図1）。

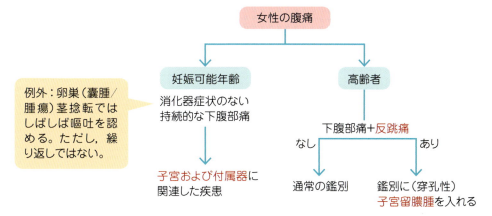

図1 ▶ 年齢と妊娠可能年齢（状態）であるか否かで考える女性の腹痛の鑑別診断アルゴリズム

- 高齢者の腹痛の場合には，原則的に性差を意識する必要はない。骨盤腹膜炎（PID）など，女性機能に直接関係しない疾患もあるが，妊娠可能年齢を超えた高齢者では性的活動度も低下するので除外してよい。
- つまり高齢女性の腹痛は子宮および付属器に関連した疾患をことさら念頭に置く必要はなく，通常の腹痛の鑑別をしていけばよい。
- ただし2つ，例外がある。

  - 卵巣（嚢腫／腫瘍）茎捻転
  - （穿孔性）子宮留膿腫

- 卵巣（嚢腫／腫瘍）茎捻転は女性である限り，女児から高齢者まで全年齢を通じて発症の可能性がある。
- もう1つ，さらに重要なものは（穿孔性）子宮留膿腫である。こちらは，逆に"高齢女性のみの疾患"で，子宮頸部に癌があるなど，頸部を塞ぐ疾患がない限り発症はほぼ高齢者に限られる。
- 留膿腫の発症だけでは発熱くらいしか症状がないので，この時点で気づかれることは稀で，穿孔して汎発性腹膜炎となってから受診するパターンが多い。高齢者で汎発性腹膜炎となっている場合にはこの疾患を鑑別に挙げるようにする。
- この疾患に限らず，高齢女性で腹壁の筋肉が萎縮していると筋性防御がわかりにくいので，腹壁が"硬い"，"硬くない"という判断は多分に主観的となってしまう。少し

□→ でも客観性を持たせるためには反跳痛の有無で判断したほうがよいと思われる。

□→ 子宮留膿腫は閉鎖された子宮内腔が膿瘍化することが病態の本質であるが，膿瘍の起因菌として嫌気性菌であるクロストリジウム属が有名だ．特にガス壊疽菌として有名な *Clostridium perfringens* が起因菌となりうることが知られており，腹膜炎から敗血症に至った場合の致死率は高い．同じ腹膜炎でも「下部消化管穿孔よりはまし」とは必ずしも言えない．

□→ 次に，高齢女性でない場合には妊娠可能年齢か否かで鑑別疾患は異なってくる．月経がないのであればそれに関連した下記のような疾患は発症しない．

- 妊娠関連疾患（子宮外妊娠等）
- 子宮内膜症

□→ 60歳以上は無条件に閉経としてよい．一般にまだ閉経ではないと思われる年齢（30〜40歳代）でも，手術で子宮や卵巣を摘出している場合にはそれぞれに関連した疾患は起きない．さらに，乳癌で化学療法中であったりホルモン治療（LH-RHアナログ）を行っている場合にも多くは月経がないので注意を要する．

□→ つまり，妊娠可能年齢かどうか，さらには妊娠可能状態であるかどうかまで追求する必要がある．

●─ キーワード②──ショック

□→ ここでも「キーワード①」の年齢が絡んでしまうのだが，糖尿病や心血管疾患，がんなどの生活習慣病を危惧するような年齢ではない若年女性が「腹痛＋ショック」で来院したならば，真っ先に"出血"を念頭に置く必要がある（図2）。

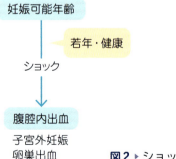

図2 ▶ ショックを伴う女性の腹痛の鑑別診断アルゴリズム

□→ ここで言う出血は不正性器出血ではなく腹腔内出血のことである。基礎疾患のない若年女性がショックとなりうる疾患は，迷走神経反射による一時的なものを除けばそうあるものではない．

- ショックをきたす腹腔内出血の原因としては以下の2つがある。

  - 子宮外妊娠
  - 卵巣出血

- いずれにせよ卵巣機能があれば発症しうるので，これもまた年齢に絡んだ話だが，初経後であれば若年であろうと可能性がある。
- 腹痛は痛みという自覚症状でキャッチしやすい症状だが，ショックは医療者が積極的に探しにいかないと本人からの訴えではとらえにくいことがある。
- ほかに基礎疾患のない小児・若年成人では循環血液量の30％（約1,400mL）程度までの出血では低血圧をきたさない[1]。安静臥位ではさらに大量の出血でも一見落ちついたバイタルサインとなる可能性がある。
- 収縮期血圧のみかけの数値で安心するのではなく，末梢の冷感（手足の先が冷たい，冷や汗）や脈圧の減少・比較的頻脈（安静臥位で80〜90回/分を超える脈拍数）などから，ショックを見分ける。
- 持続的出血で，来院の時点で既にショックであったにもかかわらず，評価に時間を要し，気づいたら収縮期血圧が70mmHgで既に2リットル以上出血していた，というような事態は避けたい。
- 外傷を除けば大量の腹腔内出血というシチュエーションはある程度限られる。女性という縛りをなくせば，腹部動脈瘤破裂や肝細胞癌破裂などが代表的な鑑別となる。
- 消化管出血も出血性ショックの原因となりうる病態だが，この場合は腹痛は伴わないので「腹痛＋ショック」の際の鑑別には通常挙がらない。
- 高齢女性の腹痛でショックを伴っている場合には腹腔内に腹水（エコーフリースペース）を認めたからといって出血性ショックとは限らない。腹膜炎による炎症性腹水，（消化管穿孔による）消化液，そもそも基礎状態として腹水が存在する（悪性疾患・肝硬変・心不全・ネフローゼなど）場合もある。
- 腹水は大量にあればサンプル採取することは容易なので，疑問があれば積極的に調べたほうが鑑別に有用と思われる。

キーワード③──発熱

- 腹痛全般では，発熱を有する疾患はいくらでもあるが，子宮および付属器に関連して高熱を有する疾患は限定される。
- 若年者ではPIDとその合併症くらいである。高齢者ではPIDは鑑別に挙がらず，代わりに子宮留膿腫となることは「キーワード①」で述べた通りである（図3）。

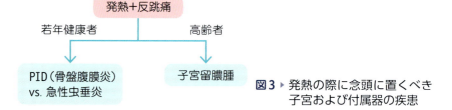

図3 ▶ 発熱の際に念頭に置くべき子宮および付属器の疾患

- 発熱を有する腹痛が「婦人科的」となった場合には鑑別に困らないPIDだが，対象臓器を子宮および付属器に限らなければ話はまったく違ってしまう。
- つまり，「下腹部痛＋発熱」という主訴で若年健康者が来院した場合に，ほとんどの人が真っ先に思い浮かべる疾患は「急性虫垂炎」であろう。必然的にこの鑑別が重要となる。
- どちらの疾患も明瞭な反跳痛があるので身体所見だけで区別がつくとは限らない。虫垂炎は画像診断の感度・特異度が高いので腫大した虫垂が画像的にはっきりすればそうと診断することができるが，それでも数％は「画像的に腫大虫垂を指摘できなかったが結果的に虫垂炎であった」という例がみられる。
- 一方のPIDは卵巣・卵管に膿瘍形成でもない限り画像的所見に特異的なものはないため，"虫垂が見えない"ときに虫垂炎ではないとしてよいかどうかは悩ましい点となる。コンサルト先が一方は婦人科，他方は外科と2科にまたがってしまう上に，治療方針についても一方は薬物療法に反応良好，他方は（標準治療が）手術という風に分かれてしまう。
- 病歴と身体所見における虫垂炎との鑑別としては表1が挙げられる。

表1 ▶ PIDにおける虫垂炎との鑑別ポイント

- 発症数日前に性交がある（パートナーが複数・不特定の場合はリスク大）
- 消化器症状（食思不振・悪心・嘔吐，下痢）がない
- 痛みが持続する
- （虫垂炎の初期にしては）高熱である
- 反跳痛が明瞭かつ下腹部広範囲にみられる
- 子宮頸部の可動痛がある

- これらからPIDが疑われ，画像で腫大虫垂が指摘できないならば婦人科受診へコンサルトするのでよいと思われる。
- PIDを疑って重症でないと判断したならば，夜間であれば，鎮痛薬を処方し帰宅させ，翌日婦人科を受診すればいい。
- ここでもう1つ注意を要するのは，画像的に虫垂を指摘できないケースはほとんどが虫垂炎ではないが，既に穿孔している場合も画像的に虫垂炎との判断が困難となる点

である．穿孔していれば「高熱・反跳痛が明瞭かつ範囲が広い」ので，**表1**の鑑別ポイントは原則的に非穿孔性虫垂炎を念頭に置いている．

- 逆にPIDで重症化して卵管・卵巣に膿瘍形成した場合［卵管卵巣膿瘍（tubo-ovarian abscess；TOA）］には拡張して内容液が充満した卵管がとらえられるので，画像診断が可能になる．この場合は症状も強く，手術（付属器切除術など）が必要となる可能性があるので，通常のPIDよりは早めにコンサルトしたほうがよい．
- 発熱が高熱であった場合には以上のような思考過程となる．微熱の場合には妊娠・月経に関連したほとんどの疾患で認めるので意義は低い．

● キーワード④──反跳痛

- 一般に外科の疾患でカルテに"反跳痛あり"と書く意義は大きい．急性虫垂炎や消化管穿孔などが真っ先に挙がってくるからである．
- 診断が腸閉塞であっても，「反跳痛あり」は絞扼している可能性を示唆する．「反跳痛あり」と記載することは「手術が必要である」と言っているのにほぼ等しい．
- 病歴聴取や身体所見に重きを置く臨床研修病院の朝のカンファレンスで，前夜の新入院患者さんをプレゼンするときにカルテに「反跳痛あり」と書いておきながら治療方針が保存的であったら，「なんで手術しなかったの？」と必ず突っこまれるはずだろう．
- つまり，ひとたびカルテに「反跳痛あり」と書いたら（もしくは「筋性防御がある」と書いたら），手術をするか，あるいはしなくてよい疾患（状態）であることを説明する必要がある．
- 反跳痛があっても手術しない場合は例外的で以下に示す通り．

反跳痛があっても手術しない場合
- 急性膵炎
- 原発性細菌性腹膜炎
- 上部消化管穿孔（症状が落ちついていて，非手術治療に反応すると判断した場合）など

- 一方で，子宮および付属器に関連した（下記を原因として起こった）腹痛の場合は「反跳痛」＝「手術」という図式は当てはまらない．反跳痛があっても手術を必要としないことのほうが多い．

- PID（骨盤腹膜炎）
- 子宮内膜症
- 卵巣出血
- 子宮外妊娠

- PIDは重症化していなければ薬物療法で軽快する疾患である。そのほか出血を伴う疾患が多いので、血液が腹膜刺激症状を呈するため必然的に反跳痛を有する疾患が多くなる。出血それ自体は量が少なければ治療対象にはならないので、結果的に「明瞭な反跳痛を有するが手術は必要ない」疾患が多くなる。
- つまり、子宮および付属器に関連した疾患を念頭に置いたときは、"反跳痛"があるからといってあまり焦る必要はない。妊娠可能年齢の、消化器症状を伴わない持続的な下腹部痛で反跳痛を伴うときの鑑別は、「キーワード③——発熱」と併せて考えるとわかりやすい。高熱を伴うときはPIDが筆頭に挙がるし、発熱がないならば出血（腹腔内出血）による症状を呈する疾患を想定すればよい（図4）。

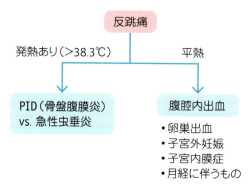

図4 ▶ 反跳痛を有する子宮および付属器の疾患の鑑別診断アルゴリズム

●文 献

1) Shock, Advanced Trauma Life Support for Doctors, Student Course Manual 8th ed. American College of Surgeons, 2008, p55-72.

3章　年齢・性別によるアプローチ法は？

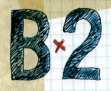

女性の腹痛へのアプローチ
捻転は精密画像でも見えません?!

- 身体所見で反跳痛がないのに緊急手術の対象となる疾患があるが，その代表が卵巣（嚢腫／腫瘍）茎捻転である．
- 腫瘍は写っても捻転そのものはCTや超音波で写りにくいため，見逃されやすい．

1　卵巣（嚢腫／腫瘍）茎捻転の痛みの特徴

- 前項で「子宮および付属器に関連する疾患は反跳痛を有するものが多い」こと，そしていわゆる"外科的疾患"とは異なり，「反跳痛があるからといって緊急手術の適応にはならない」ことを記した．
- しかし，逆に「身体所見で反跳痛がないのに緊急手術の対象となる疾患」がある．その代表，典型的疾患と言えるのが卵巣（嚢腫／腫瘍）茎捻転である．

● 捻転はなぜ痛い？

- 捻転がなぜ痛いかというと，決して"捻れている"から痛いわけではない．格闘技の関節技で手足を捻られて痛いのとはまったく違う．
- 捻転することによって臓器への血流が途絶えることによる痛み，つまり虚血による内臓痛である．肝臓でも腎臓でも腸管でも腹部臓器の虚血は一様に強い痛みを呈する．
- 純粋に血管系の疾患で閉塞として発症した場合にはsudden onsetの持続痛となるが，捻転の場合にはちょっと異なる．一瞬にして捻りが完成するわけではないので，発症機転はsudden onsetではなくacute onsetとなる．
- 臓器虚血による内臓痛は通常持続痛なのだが，捻りの程度によって（完全虚血となっていない場合）は痛みに強弱の波が生じて，あたかも間欠痛のような症状となる場合がある．しかし，「間欠痛のような」と記したように，臓器虚血による内臓痛では，癒着性腸閉塞のときの典型的な間欠痛のように「痛みが完全に消失する」ことはない．

- → ゆるく捻った卵巣（嚢腫／腫瘍）茎捻転では自然寛解する（捻れが自然と戻る）こともあるので，患者さんは以前にも（軽度の）同様のエピソードを自覚しているかもしれない。

2 卵巣（嚢腫／腫瘍）茎捻転は病歴や身体所見から想起することが難しい

- → 血管系の疾患による内臓痛は，強い痛みのわりに腹部所見が乏しいことが特徴で，それゆえに見逃されやすい。
- → 女性内性器は後腹膜臓器なので，自発痛としての背部痛を伴うこともある。"左右差があって急に始まった持続する背部痛"と言えば，尿管結石を思い浮かべる向きも少なくないだろう。
- → 消化器疾患ではないが悪心・嘔吐を伴うことも多いので，内科や消化器科へコンサルトされることもある。
- → このように，卵巣（嚢腫／腫瘍）茎捻転は比較的ポピュラーな疾患であるが，診断は必ずしも容易ではない。そもそも病歴や身体所見から想起することが難しい疾患と言える。と言って，妊娠可能年齢の腹痛患者が来院するたびに「卵巣茎捻転かも？」といちいち疑うのも現実的ではない。

3 卵巣（嚢腫／腫瘍）茎捻転の画像はどう見える？

- → 病歴と身体所見から卵巣（嚢腫／腫瘍）茎捻転を疑った場合には，次のステップとして画像検査に進む。
- → 診断が正しいならば，（捻転しているはずの）腫瘤性病変が画像検査で必ず見える。にもかかわらず，ピットフォールがあり，少なくとも筆者はそういった症例を何度か経験している。以下に紹介する。

● → 病歴と身体所見から卵巣腫瘍茎捻転を疑った症例（図1）

- → 本例は要緊急手術と判断してコンサルトしたのだが「以前からある嚢胞で，サイズも10cmと大きいため可能性は低いのではないか？」と判断された。
- → 確かに図1Aにみられる嚢胞は小骨盤腔を占めるほどの大きさで「本当に捻転するのかな？」と思わなくもない。しかし，症状は左下腹部痛であり，圧痛が強い部位に一致して別の腫瘤性病変を認める（図1B，矢印）。こちらなら可能性があるということ

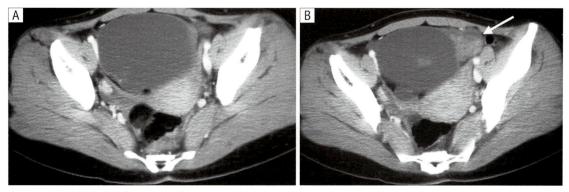

図1 ▶ 左卵巣腫瘍茎捻転例のCT像
Aでは大きな囊胞だけが目立つが，これより少し尾側のスライス（B）では4cmほどの左卵巣と思われる腫瘤性病変を認める（矢印）。

で結局手術となり，左卵巣腫瘍茎捻転が確認された。

● 典型的な皮様囊腫（dermoid cyst）の症例（図2）

本例も初期には捻転と判断されなかった。結果的にこの症例は捻転だったのだが，図2をみても他のスライスをみても，スクロールしながら立体的に眺めても，捻転そのものは写っていない。

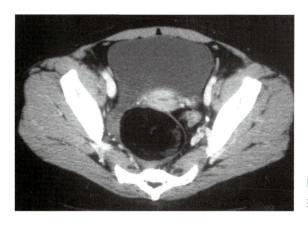

図2 ▶ 皮様囊腫（捻転例）のCT像
捻転を示す直接の証拠は写っていない。

● S状結腸軸捻転の症例（図3）

一方，図3は同じく"捻転系"の代表的な疾患であるS状結腸軸捻転のCT像だが，捻転しているS状結腸間膜が画像所見としてとらえられている。スクロールしながら閲覧すれば捻転している様をダイナミックに確認できる。つまり，S状結腸軸捻転はCTに写る。

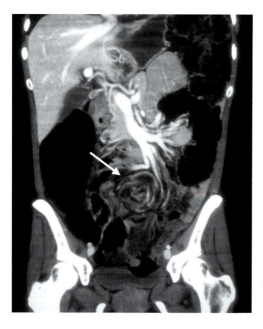

図3 ▶ S状結腸軸捻転例のCT像
冠状断で捻転したS状結腸間膜を認める（矢印）。

4 なぜ卵巣（嚢腫／腫瘍）茎捻転はCTや超音波で写らないのか？

□→ 卵巣（嚢腫／腫瘍）茎捻転がCTに写らない理由について明確に述べられている論文を目にしたことはないが、筆者は以下のように理解している。

① 解像度の問題

□→ 卵巣（嚢腫／腫瘍）茎捻転の"茎"は細いが、これに比べS状結腸軸捻転の"茎"は太い。CTで解像できるサイズの問題があるのであろう。

② 捻転軸の方向の問題

□→ S状結腸軸捻転は軸の方向は決まっていて、冠状断に垂直な軸を中心に捻転するのでCTで冠状断をつくってスクロールすれば容易に確認できる。ところが、卵巣（嚢腫／腫瘍）の捻転では症例ごとに捻転軸の方向が異なる（その可動性によるものと思われる）。

□→ 動画として捻転をとらえる方法はCTのスクロールよりも、以前から超音波で確認された報告が幾らもあり、"tornado sign"などと呼ばれている。しかし、この所見の感度は低い。

□→ 筆者は腹痛診察に超音波検査を積極的に取り入れているが、この卵巣（嚢腫／腫瘍）茎捻転を超音波で証明することはなかなか難しく、軸と垂直方向に走査できれば"tornado sign"を描出できるのだが、上手くいかないことが多い。

□→ しかし、同じく乳児で有名な"捻転系"の疾患である「腸回転異常に伴う中腸軸捻転」

は，捻転軸は水平断に垂直で，軸の中心に上腸間膜動脈があるので超音波で容易に描出することができる。

5 卵巣（囊腫／腫瘍）茎捻転は見逃される疾患であり続ける？

- 医療工学が進歩して腹痛診断における画像検査の意義はますます高くなり，画像のみで正確な診断にかなり近づくことができる時代となった．しかし一方，これと反比例するように，「画像で見えないもの」は重要視されない傾向がある．

- また，IT技術が進んだおかげで院内にいない放射線読影医によってリアルタイムに（ときに夜間・休日であっても）画像読影がなされ，当直の医師がそれを参照することが可能であったりする．それは本来よいことのはずで，当直医が見落としていた所見を指摘してもらって助かることも多々あるだろう．しかし，画像診断がしづらい疾患に対してその指摘がない場合，実際に患者さんを担当している医師が最終判断しなくてはならないにもかかわらず，第三者の意見をそのまま採用して「大丈夫」としてしまう傾向も昨今あるように思う．

- 虫垂炎と似ていて，ベースとなる数が多いと例外も増える．コモンな疾患だけに，多くは正診にたどり着くのであろうが，昔も今もこれからも，卵巣（囊腫／腫瘍）茎捻転はときどき見逃される疾患であり続けるのであろう．

3章　年齢・性別によるアプローチ法は？

B×3 女性の腹痛へのアプローチ
女性の腹痛の鑑別疾患

- 反跳痛の原因が女性内性器に伴うもの**でない**場合は緊急性が高い。
- 急性虫垂炎と骨盤腹膜炎（PID）の鑑別においては消化器症状の有無が重要であるが、例外もあるので注意する。
- 絞扼性腸閉塞は反跳痛はあっても発熱はないので、骨盤腹膜炎との鑑別疾患ではなく、出血性疾患や内膜症との鑑別疾患となる。

1 腹痛の原因が女性内性器に伴うもの**でない**場合は緊急性が高い！

- 前項までで、子宮および付属器に伴う腹痛疾患の場合には、いわゆる一般的な外科的疾患と異なり「反跳痛があっても緊急性が高いということではない」（大量腹腔内出血の場合は除く）ことを記した。
- 逆を言えば、「反跳痛の原因が女性内性器に伴うもの**でない**場合は緊急性が高い」ということになる。子宮および付属器に伴う腹痛で反跳痛がみられるのは、出血を伴う疾患かPIDに限られるが、いずれも妊娠可能年齢で発症する疾患であるので原則的に患者さんは健康成人（若い女性）となる。
- このような若年健康者で反跳痛がみられる疾患は多くはない。上部消化管穿孔は上腹部痛が主なので除外して考えると、鑑別すべきは下記の3つに限られる。

- 急性虫垂炎
- 一部の急性腸炎：細菌性腸炎（エルシニア・カンピロバクター等）、腸アニサキス症
- 絞扼性腸閉塞

2 急性虫垂炎との鑑別

- 急性虫垂炎とPIDの鑑別が臨床上では最も問題となる。いずれも発熱がみられることが多いが，初期から高熱であった場合には急性虫垂炎の可能性は低くなる。虫垂炎で高熱（＞38.3℃）がみられる場合には通常穿孔性虫垂炎を考えるので，少なくとも2日くらいの病歴が必要となる。
- 左下腹部痛なら「虫垂炎ではない」と考えたくなるが，やせ型の体型では盲腸部が骨盤のほぼ正中にまで落ち込んでいることもめずらしくないので，この部から左側に虫垂が伸びれば虫垂炎でも左下腹部痛はありうる（ちなみに肥満体型では盲腸は右側腹部の比較的頭側に位置するので虫垂位置はせいぜい正中止まりとなる）。
- 消化器症状の有無は重要な鑑別点となる。虫垂炎の多くは食欲不振や悪心を伴うが，PIDでは食事はできていることが多い。ただし例外があり，PIDでも起因菌が淋菌で腹膜炎の範囲が広い場合には二次的に周囲の小腸に炎症が及んで食欲不振・悪心・下痢等の症状を呈することはある。
- 逆に，虫垂炎でも消化器症状を伴わないこともある。もともと虫垂炎自体が遭遇頻度の高い疾患であるため，典型的な症状を示さないケースにもそれなりの頻度で遭遇する。特に，虫垂が盲腸の後ろの後腹膜に存在する場合や，虫垂憩室炎（☞メモ）では消化器症状を呈さないことが多い。

> **メモ**
>
> **虫垂憩室炎**
> 虫垂も管腔臓器（腸管）なので憩室を有することがあり，大腸などと同様に憩室炎を起こしうる。この場合，炎症の首座は虫垂内腔ではなく，あくまで憩室である。ほとんどのケースで手術時には（憩室が）穿孔している。通常の穿孔性虫垂炎は少なくとも穿孔部の虫垂壁は壊死しているが，虫垂憩室炎では内腔に壊死所見はなく，浮腫性の肥厚と憩室の入り口（出口？）が見えるのみなので，すぐそれと認識できる。狭義では急性虫垂炎ではないが，臨床像も治療法も同じなのであえて分ける必要もない。大腸憩室炎の症状と同じ特徴を有しており，発症後，食欲低下がみられないことが多い。

3 急性腸炎との鑑別

- 多くの急性腸炎，特に軽症のウイルス性腸炎では通常粘膜だけの炎症にとどまるため，身体所見で反跳痛は呈さない。一方，細菌性腸炎の重症型で全層性に漿膜にまで

炎症が波及すると反跳痛がみられるようになる。

- エルシニア腸炎の場合には痛みが強く反跳痛を伴うこともあり，"pseudo appendicitis"とも称される。画像検査に頼らず診断するしかなかった時代には，代表的な"negative appendectomy"の1つであった。
- 胃壁に比べて腸壁は薄いので腸アニサキス症の場合は全層性の炎症となり反跳痛を有する。診断がつかずに手術となった実際の術中所見では漿膜面も発赤している。
- 以上は感染性腸炎であるが，非感染性腸炎で反跳痛を有する可能性がある疾患に炎症性腸疾患のクローン病（小腸クローン*）と膠原病，特にSLEがある。SLEでは"ループス腸炎"，"ループス腹膜炎"と呼ばれる腹痛を呈し，初発となることもあるので若年女性ではときに鑑別の1つとなる。

  *：若年者は小腸クローンとしての発症はめずらしくなく，下血がみられることがある。

4 絞扼性腸閉塞

- ここでの「絞扼性腸閉塞」という言葉についてであるが，一般に「絞扼性イレウス」のほうが通りがよいが，本書では「腸閉塞」と「イレウス」を分けて記載しているので絞扼性腸閉塞（strangulation obstruction）とした。
- 典型的な腸閉塞は癒着性腸閉塞で，発症に際しては開腹手術の既往があることが前提となるが，大網の一部など腹腔内の組織がバンドを形成して発症する絞扼性腸閉塞は手術の既往がなくても起こりうる。絞扼された部分の小腸はうっ血をきたすので漿膜にも病変が及び，反跳痛を呈する。
- 突然発症の持続痛が典型的だが，絞扼の程度によって，初期は通常の腸閉塞の症状（間欠痛）から始まることもある。絞扼の程度が強くない段階では反跳痛はみられない。
- 絞扼性腸閉塞は反跳痛はあっても発熱はなく，PIDとの鑑別にはなりにくいので，出血性疾患や内膜症との鑑別となる。痛みの程度としては絞扼性腸閉塞がはるかに上回る。

5 どの疾患から鑑別していけばよいか？（図1）

- 急性腸炎は手術を要する疾患ではないので，反跳痛がみられる場合にはまずは虫垂炎，ときに絞扼性腸閉塞を考える。クローン病やSLE（ループス腸炎）は来院当日に診断すべき病態ではないので，初めから鑑別に挙げるのはむしろよくない。

☐→ 同じく重要疾患である卵巣（囊腫/腫瘍）茎捻転はとにかく"痛い"のが特徴であるので，上記の下線を引いた疾患のうちでは絞扼性腸閉塞が鑑別となる．卵巣（囊腫/腫瘍）茎捻転も絞扼性腸閉塞も緊急手術を要する疾患には違いないが，重症度という点では以下のようになる．

> 絞扼性腸閉塞＞卵巣（囊腫/腫瘍）茎捻転

☐→ 絞扼性腸閉塞は壊死腸管が広範囲になれば致死的状況となる．そこまで至らなくても大量に小腸を失えば短腸症候群となり，その後の人生をTPNに頼らなくてはならなくなる（典型的なバンド閉塞でここまでに至ることは稀であるが）．

☐→ 一方，卵巣茎捻転では，卵巣が壊死して機能的な問題を起こすことはあっても致死的状況にはなりにくい．

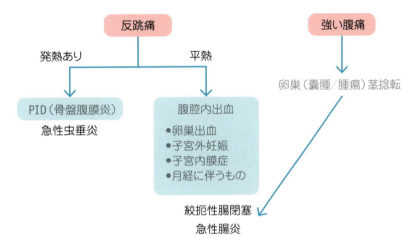

図1 ▶ 子宮および付属器に伴う疾患を疑った際の鑑別診断アルゴリズム

3章 年齢・性別によるアプローチ法は？

C-1 高齢者の腹痛へのアプローチ
「腹痛を示す疾患＝腹部の疾患」ではないかもしれない

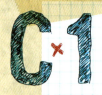

- 高齢者では「腹痛がみられるが腹部の疾患ではない症例」に遭遇する機会が多い。
- 「腹部内臓以外から生じる腹痛」である場合に，実臨床で鑑別する必要があるのは，①心筋梗塞，②胸膜炎・膿胸，③腰椎疾患，④腹壁疾患の4疾患である。

1 腹痛を示す疾患＝腹部の疾患ではない？

- 腹痛の原因が腹部内臓にあるとは限らない。内臓神経は体性神経のような位置感覚・局在性がないので，痛い臓器の詳細な場所を自覚できない。したがって，放散痛を感じる場所が主訴（たとえば腹痛）となることが往々にしてある。
- 無論，こういったことは高齢者に限らず起こるが，そもそも高齢者では疾患発生頻度が高く，病状を的確に訴えることが難しく，さらに所見が取りにくいなどの要因から，若年健康人よりは「腹痛を示す疾患＝腹部の疾患ではない症例」に遭遇する機会が多い。

2 「腹腔外の臓器から生じる腹痛」で鑑別すべき疾患は？

- 「腹部内臓以外から生じる腹痛」である場合に，実臨床で鑑別する必要があるのは表1のような疾患である。以下，順に解説する。

表1 ▶ 「腹腔外の臓器から生じる腹痛」で鑑別する必要がある疾患

| ①心筋梗塞 |
| ②胸膜炎・膿胸 |
| ③腰椎疾患 |
| ④腹壁疾患 |

● 心筋梗塞
- 「40歳以上の心窩部痛の鑑別は心筋梗塞から（考える）」はけだし名言であって，常にこれを念頭に診療をしていればいつか遭遇する。

- 心窩部痛の原因が心筋梗塞である確率自体は低いが，心筋梗塞の発症数自体が多いので（30～60人／人口10万人当たり／年間），その分，非典型的な症状に遭遇する確率も高くなる（非典型的な症状の虫垂炎に遭遇する可能性があるのと理屈はまったく一緒）。
- たとえば褐色細胞腫という疾患は非常に有名だが，頻度は2～6人／100万人／年間（新規発症）なので，専門医でない限り，市中病院でなら「一生に一度，遭遇するかしないか」の確率でしかない。したがって，一次性高血圧を鑑別する中で調べて行けば十分対応可能である。
- それに比べると，心筋梗塞は初期の見逃しが時に予後に重大な影響を及ぼすことに繋がるので，初診でひらめくかどうかが重要となる。
- 痛みの部位としては，下壁の梗塞が起こった際に上腹部へ痛みが放散することが多い。
- 発症の契機は必ずしも労作時とは限らず，食事が誘因となることもある。食事をすると腹腔動脈や上腸間膜動脈の血流量が増える（通常の5倍とも言われる）ので，その分だけ他臓器の血流が減り，冠動脈への配分も減るため虚血症状を呈する。"食後に生じた上腹部痛"が主訴であるときは，特に注意が必要である。
- 心窩部痛は誤診される場合（身体診察では腹部に所見がないのに）"胃炎""消化性潰瘍"などの病名がつけられる。だから，逆に言えば「胃炎かな？ 消化性潰瘍？」と思ったときに冠動脈疾患のリスク患者ではないかと考える習慣を身につけるとよい。
- つまり，<u>上腹部痛一般をマネージメントするときに必ず心電図を確認すること</u>で，多くの場合見逃しを避けることができる。

● 胸膜炎・膿胸

- 胸膜炎・膿胸も，腹痛の鑑別疾患として様々な書物で取り上げられているので，心筋梗塞同様，言葉としてはよく知られている。
- その一方で，実際に遭遇してもなかなか鑑別されにくい疾患の1つと言える。胸膜や胸壁に病変がある場合に，同じレベルの肋間神経の末梢側（すなわち腹側）を痛みの部位として感じることがある。
- では，腹痛が主訴で誤診される場合，実際にどんな診断名になるのか？ それはズバリ"急性虫垂炎"である。
- 「え？ そうなの？」と思った人は，残念ながら同じ誤診をする可能性があるので要注意！「胸膜炎で腹痛が主訴となることは知っていたが，まさか虫垂炎と鑑別になるとは思わなかった」というのが，この間違いをした人の異口同音の感想である。
- 想像するに，胸部疾患が腹痛と認識される場合には胸部に近い位置，すなわち上腹部

の疾患を想定するという認識であったのではないかと思われる．この考え方が，この誤診を生む所以ではないかと思う．

◻→ では，実際はどうなっているかというと，誤診されるくらいだからその時点の胸膜炎・膿胸は微細な所見しかないはずだ．ということは，炎症性滲出液もしくは膿は胸腔の最下部にわずかに溜まっている程度でしかない．そして胸腔（正確には胸膜腔）の最下部は背側で，脊椎レベルで言えばTh11～12となる．この分節の腹側での位置は実に臍下（臍の位置がTh10）なのだ．つまり，胸膜炎・膿胸で腹痛を呈するときには，上腹部痛ではなく下腹部痛のほうが一般的なのである（図1）．

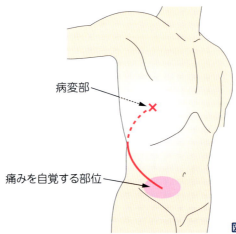

図1 ▶ 胸膜炎・膿胸で生じる腹痛の部位

◻→ 胸膜炎・膿胸においては，発症初期に微々たる量であった胸水が，ほんの2～3日でびっくりするほど量が増えることがめずらしくない．時間が経過してからならば容易にわかるが，初期にはわかりにくいということは，どの疾患にも当てはまるだろう．

◻→ 一方で虫垂炎については，急性虫垂炎を疑って虫垂が腫大していたら，診断は文句なしに虫垂炎となる．では，たまたま行った画像検査で虫垂のサイズが正常よりも大きいという可能性はどの程度あるのだろうか？

◻→ 641例の小児を超音波で検査したTroutらよると，短軸径が8mm以上の虫垂で虫垂炎ではない確率は4%（4/102例）にすぎないが，6～8mmの軽度腫大の場合には35%（39/111例）が虫垂炎ではなかったと報告している[1]．

◻→ つまり，たまたま検査して虫垂が軽度腫大している状態を虫垂炎と診断すると，およそ3回に1回の高い確率で「ハズレ」ることになる．たまたま撮影した画像で虫垂が軽度腫大していることはめずらしくなく，それがこの誤認を成立させるバックグラウンドになっている．

◻→ それに加えて，"腹痛"という主訴に対して病歴聴取や身体所見の段階では虫垂炎を強く疑っていなくとも，画像が少しそれっぽいと，易きに流れてしまう（それらしい

所見に引きずられてしまう）昨今の「画像第一主義」が誤認を後押ししているのではないかと筆者は推測している。

● 腰椎疾患

- 胸膜炎・膿胸と同様に，病変部に一致した神経支配領域の腹側の症状として出現することがある。原疾患としては，椎間板ヘルニアのような良性疾患から，悪性腫瘍の骨転移などまでである。
- 骨転移を生じる頻度から考えると，原疾患としては乳癌が最多であるので，乳癌罹患者で消化器症状を伴わない下腹痛では鑑別疾患の1つとなる。

● 腹壁疾患

- 腹壁疾患は，広い意味では腹部であるが，腹部内臓に起因するものではない疾患を指す。
- 皮膚に起因するものとしては帯状疱疹がある。しばしば痛みが先行して皮膚所見があとから出てくることがある。神経節に一致して片側性にみられる場合は可能性がある。若年者では可能性が低いが，中高年以上であれば必ずしも悪性疾患などの基礎疾患がなくても起こりうる。数日もすれば特徴的な水疱が形成されるので時間経過だけで疑問は解決する。
- 腹壁の筋層に起こるものとしては"出血"がある。部位的には腹直筋内に特発性に起こることが多い。動脈硬化がベースになっているものから，エーラス・ダンロス症候群のようなコラーゲンの異常によるものもある。発症は突然で持続的，皮膚・皮下組織・筋膜のさらに内側なので初期には出血であることを体表から確認できない。こちらも数日すれば皮下出血斑が著明となり判明する。痛みが強い場合などで，初診時に造影CTが撮影されていれば血管外漏出を伴う出血像がとらえられることがある。多くは特別な止血処置をせずとも保存的対症療法で軽快する。
- 腰椎疾患も含めて痛いのは腹壁なので，これらはいずれもCarnett徴候*が陽性となる。

* : Carnett徴候
腹壁性の腹痛と内臓痛とを区別するための身体所見の1つ。患者さんに仰臥位で頭部と頸部がわずかに浮く程度に挙上してもらう（自身のお臍を見るようにしてもらうとよい）。こうすることによって腹壁が緊張するので，この状態で腹部の圧痛が再現されなければCarnett徴候「陰性」となり腹腔内由来の腹痛を示唆する。圧痛が変わらなければ「陽性」であり，腹壁由来の腹痛を意味する。

◉ 文 献
1) Trout AT, et al : Eur Radiol. 2015 ; 25(8) : 2231-8.

3章 年齢・性別によるアプローチ法は？

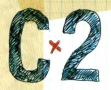

高齢者の腹痛へのアプローチ
キーワードは透析と心疾患

- 高齢者，とりわけ透析患者さんはハイリスク中のハイリスク。
- 心房細動の突然の腹痛はSMAE。

1 透析患者さんが透析中に突然腹痛を訴えた場合にはNOMIを疑え！

- □ 高齢者であること自体が様々な疾患のリスクであるが，とりわけ透析患者さんはハイリスク中のハイリスクと認識したほうがよい。

- □ 急性期病院では，心肺停止などの院内急変で呼ばれる率が，透析室もしくは透析中の患者さんで高いという印象を持っておられる先生も多いのではないだろうか。

- □ 一般論として，透析患者さんの平均余命は非透析者の約半分と言われているので，大雑把な計算では透析患者さんは非透析者に比べて単位時間当たり2倍の死亡率となる。

- □ もちろん，すべての透析者に一様のリスクがあるわけではないが，現在，国内で新規に透析導入される平均年齢は75歳くらいとなっている。ということは，透析が必要となる原疾患は糸球体腎炎などの純粋な腎疾患ではなく，糖尿病や腎硬化症といった慢性の成人疾患がメインとなっていることを意味する。つまり，悪いのは腎臓だけではない。

- □ 「透析患者さんがハイリスクである」という意味は，「透析をすること，もしくはしている状態がハイリスク」というわけではなく，「透析をすることになったそもそもの全身状態がハイリスク」という意味にとらえたほうが的を射ている。

- □ 多くの場合，腎臓だけでなく全身の血管に強い動脈硬化性変化が生じているため，いつ，どの血管が詰まっても不思議ではない。腹部血管も例外ではなく，上腸間膜動脈の起始部が石灰化で狭窄しているような場合には急性腸管虚血（特にSMAT☞2章C1）の危険がある。また，明らかな閉塞機転がない虚血性大腸炎やNOMIも，動脈

硬化性変化が強い場合のほうがよりリスクが高くなる。
- 2章で記したように，特にNOMIは予後の非常に悪い病態で，かつ透析患者さんに圧倒的に多い。透析中は低血圧，つまり虚血が発生しやすい状況であるので透析患者さんが透析中に突然腹痛を訴えた場合には，NOMIではないという自信が持てるまでは（そう言い切れるときはなかなかないのが実情だが），NOMIは常に鑑別の第一に挙げるべきであろう。透析患者さんを多く扱えばいつか遭遇する疾患で，遭遇するのは今日かもしれないという認識でいたほうがよい。
- 下記はキーワード中のキーワードとして覚えておきたい。

> 透析患者の透析中の腹痛はNOMI！

2 心房細動の突然の腹痛はSMAEを疑え！

- 一方で心疾患だが，こちらも基本的な考え方は透析と同様で，心疾患そのものがリスクというよりは，特に冠動脈に治療的介入が必要なレベルの動脈硬化性疾患がある場合は，その他の全身の部分もそれなりの動脈硬化性病変があり，全身くまなくリスクの塊であろう，と考える。
- 腹腔内動脈に石灰化を伴うような動脈硬化性病変がある場合には，虚血を筆頭にあらゆるリスクが高まることになる。
- そのほか，心疾患についてはあと2つ，別の視点で考えねばならないことがある。

● 不整脈

- 1つ目は不整脈である。心房細動がある人では，上腸間膜動脈をはじめとした塞栓症を発症するリスクが高い。塞栓症自体は脳梗塞として発症する頻度が高いが，大動脈から起始するいかなる動脈でも起こりうる。
- 塞栓物となる血栓はある程度のサイズがあるので，中程度径（6〜8mm程度）の動脈に詰まりやすい。腹部の分枝に流れずに末梢まで行けば大腿動脈で詰まって急性下肢虚血となる。分枝の中では，大動脈からの角度が浅い（10〜45度）上腸間膜動脈は，腹腔動脈（ほぼ90度），腎動脈（70〜90度）などより詰まりやすいと言える。
- 下記もキーワード中のキーワードとして覚えておきたい。

> 心房細動ある人での突然の腹痛はSMAE*

＊：上腸間膜動脈塞栓症

- □→ 心房細動は発作性の場合もあるので，一時点の心電図では否定できない。理由がはっきりせずワーファリン®やバファリン®が他施設から処方されているときなどには原因を追究したほうがよいだろう。

●→ 心機能低下（特に左心機能）

- □→ もう1つの心疾患としては，心機能（特に左心機能）の低下が挙げられる。心機能自体が低下し，全身の灌流が不良の場合には，どの臓器も虚血のリスクがある。
- □→ 腹腔内臓器はバイタルオルガンではないので，全体の灌流量が減った場合には，少なくなった血流のうちバイタルオルガンへの配分を多くする働きが生理的に起こる。その結果，バイタルオルガンではない腹腔内臓器はさらに血流不足となり，腸管虚血等のリスクが高まる。
- □→ 心不全がベースにあり，日常生活運動に問題がある場合にも透析者と同様にNOMIのリスクが高いと言える。

3 ハイリスク患者＋α（病歴：キーワード）で引っかけろ！

- □→ 高齢者で透析中の患者さん（ハイリスク患者）や，高齢者で重度の心疾患がある患者さん（ハイリスク患者）の腹痛では，特に心配する度合いを高めておいたほうがよい。
- □→ 最も心配なNOMIは初期の腹部所見が乏しいのが所見なので，病歴（キーワード）で引っかけて疑うしかない。
- □→ ハイリスク患者ではあと1つでもキーワードがあれば疑うべきであろう。そのキーワードを以下にまとめた。

> - ハイリスク患者＋突然の腹痛
> - ハイリスク患者＋持続する腹痛
> - ハイリスク患者＋透析中の発症
> - ハイリスク患者＋痛みの程度が強い
> - ハイリスク患者＋嘔吐を伴う

3章　年齢・性別によるアプローチ法は？

C×3 高齢者の腹痛へのアプローチ
発熱と低体温に要注意

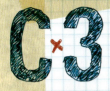

● 高齢者が「腹痛＋発熱」の主訴で来院した場合，外科的感染症と消化管穿孔に伴う二次的腹膜炎を考える。

1 「腹痛＋発熱」で鑑別してみよう

□→「発熱は感染症の全身症状の1つなので，発熱があるときは感染症を疑う」「低体温は重症感染症，特に敗血症でときどき経験する症状なので，体温が低いことが安心する材料にはならず，むしろ低すぎる体温は発熱よりも重症と考えるべき」といった一般論は，いまさら言葉にする必要もないであろう。そこでここではもう少し細かく，高齢者の発熱や低体温の際にどう考えるのが実際的なのかを考えてみたい。

□→まず，一般的に発熱の鑑別というと感染症はもちろん上位に挙がるのだが，それ以外にも鑑別すべき様々な疾患が挙がってくる。膠原病などの炎症性疾患，がんや白血病・悪性リンパ腫などの悪性疾患はその中でも頻度が高い。これらの中で「腹痛＋発熱」の症状を呈する代表的なものは以下の通りである。

- 炎症性腸疾患（潰瘍性大腸炎・クローン病）
- 全身性エリテマトーデス（SLE）に伴う腸炎・腹膜炎
- 血管炎症候群に伴う潰瘍が増悪した場合の穿孔（悪性関節リウマチなど）
- 悪性リンパ腫に伴う胃・小腸潰瘍が増悪した場合の穿孔

□→この中で，クローン病やSLEは予後不良疾患なので，高齢の罹患者にはほとんど遭遇しない（高齢になる前に死亡している可能性が高い）。そもそも炎症性腸疾患や膠原病は高齢になってから診断されるような病気ではない（若年発症が多い）。血管炎症候群や悪性リンパ腫に伴う病変は潰瘍が穿孔しないと腹痛としての自覚症状にはなりにくいだろう。

□→ つまり，高齢者が「腹痛＋発熱」の主訴で来院した場合，感染症以外の鑑別疾患をことさら挙げて検討する意義は若年者より低い．考えるべきは下記であろう．

> **高齢者が「腹痛＋発熱」の主訴で来院した場合**
> 外科的感染症（急性虫垂炎，急性胆嚢炎など）と消化管穿孔に伴う二次的腹膜炎（下部消化管穿孔など）を考える！
>
> **高齢女性が「腹痛＋発熱」の主訴で来院した場合**
> 膀胱破裂（子宮頸癌で放射線治療の既往がある場合）や穿孔性子宮留膿腫を考える！

□→ 膀胱破裂を起こす前の患者さんの状態は，慢性膀胱炎で膀胱壁が脆弱になっているとともに排尿障害がみられる．

□→ 下腹部に手術創がある場合は，病歴や治療について正確に聞いておいたほうがよい．何十年も前に治療を行っているような患者さんでは，簡単な病歴聴取ではさらっと流されてしまって，放射線治療まで話が及ばないこともある．

□→ 「腹痛＋発熱」で最も鑑別しなければならないのは感染性腸炎だが，主症状である下痢がない場合は鑑別から外したほうが無難であろう．

□→ 結論として，前述のように，高齢者の「発熱＋腹痛」は外科的感染症もしくは二次性腹膜炎を考える．

2 「腹痛＋低体温」を鑑別してみよう

□→ 一方「低体温」だが，この場合はもっと話がシンプルである．

□→ 感染症で低体温となるのはただ事ではない．外科的感染症（急性虫垂炎，急性胆嚢炎など）が少し重症化したくらいではそう簡単には低体温にならない．

□→ 救急の現場で最もよく経験する「腹部疾患に起因した低体温」はそのほとんどが"腸管壊死"によるものである．

□→ ただし，意識レベルが低下して搬送されてきた場合には，腹痛があったかどうか十分に聴取されていないこともあるので，注意を要する．多くは既に呼吸不全をきたしていて，来院早々気管挿管となり，病歴聴取どころではない．周囲の人に積極的に話を聞かないと「腹痛」という病歴がとれないこともある．

□→ そこで「低体温」＋αで考えた場合，すべて以下のようにまずは腸管壊死を疑う．

> 「低体温＋腹痛」➡ 腸管壊死を疑う
> 「低体温＋意識レベル低下」➡ 腸管壊死を疑う
> 「低体温＋呼吸不全」➡ 腸管壊死を疑う

□→ これに加えて，血液検査まで進んでいた場合に代謝性アシドーシスがあり，その原因がはっきりしないときも腸管壊死を示唆する所見と言える。

> 「低体温＋原因不明の代謝性アシドーシス」➡ 腸管壊死を疑う

□→ ただし，「腹痛・低体温・意識レベル低下・呼吸不全」は通常セットなので，意識が完全に清明で呼吸にまったく問題がないときの「低体温＋腹痛」はすこし立ち止まって考えるほうがよいかもしれない。

4章　イレウスと診断するなかれ！──症例でみてみよう

症例1　3日前からの腹痛，嘔吐もみられた44歳女性

1　はじめに

- 本書ではいわゆる「イレウス」という語を汎用せずに疾患を説明することとしている。つまり，腸閉塞は腸閉塞と明記し，閉塞はないがびまん性に腸管拡張している病態を「麻痺性イレウス」＝「イレウス」としている（疾患ではなく病態であるので，必ずそうなる原因疾患があるという認識に立っている）。そのほうが病状が理解しやすく，診断や治療方針の面でも実践的と考えている。
- 本章では，こうした「イレウス」という語彙にまつわる実診療のネガティブな面をクローズアップし，症例を取り上げて解説する。

2　症例提示──44歳女性

● 現病歴

- もともと健康であったが，3日前からの腹痛で来院。はじめは痛みの部位がはっきりしなかったがその後下腹部の痛みが顕著となり，今は腹部全体が痛い。昨日が最も痛かった。
- 一昨日2度嘔吐があったが，今はおさまっている。軟便が数回あったが水様下痢ではない。食欲はないが水分摂取は可能である。
- 月経周期は整，最終月経は2週間前，異常は自覚していない。

● 既往歴

- 腹痛で婦人科に入院したことがあるが病名は覚えていない。手術歴なし。アレルギー歴なし，常用薬なし。

喫煙10本/日×20年。アルコールは機会飲酒程度。

● 身体所見

- バイタルサインは下記の通り。
  - 心拍数：112回/分
  - 血圧：108/62mmHg
  - 呼吸数：24回/分
  - 体温：38.7℃
  - 腸雑音低下。触診では腹部全体に硬い感じあり。圧痛は下腹部全体にあり限局していない。腹部全般に叩打痛がある。

● 検査所見

- 血液検査では炎症反応の上昇を認めるほか有意な所見はない（表1）。
- 腹部単純X線で腸管のびまん性拡張を認める（図1）。

表1 ▶ 血液検査結果（生化学・血算）

Alb(g/dL)	4.0	Glu(mg/dL)	91	seg(%)	86
UN(mg/dL)	18	リパーゼ(IU/L)	38	RBC($\times 10^4/\mu$L)	382
Cr(mg/dL)	0.7	Na(mEq/L)	139	Hb(g/dL)	12.7
AST(U/L)	15	K(mEq/L)	3.8	Ht(%)	33.9
ALT(U/L)	8	Cl(mEq/L)	104	MCV(fL)	80.2
ALP(IU/L)	189	CRP(mg/dL)	7.9	Plt($\times 10^4/\mu$L)	21.3
T-Bil(mg/dL)	1.1	WBC($\times 10^4/\mu$L)	14.0		

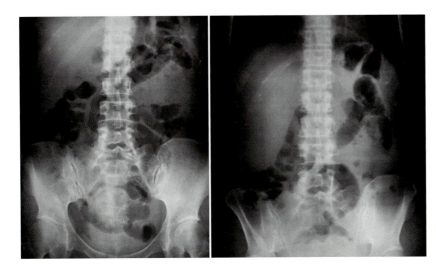

図1 ▶ 腹部単純X線像
右は立位像，左は臥位像。

☐→ 腹部超音波検査（図2）のレポートは下記の通り。

【所見】
- 肝・胆嚢・総胆管・膵・脾・腎に異常を認めず。
- 小腸はびまん性に拡張あり，内容液の貯留を認める。
- 小腸内で「to and fro＊」を認める。
- 虫垂は指摘できず。
- 骨盤に腹水を少量認める。

【診断】
イレウスの疑い

＊「to and fro」＝「行ったり来たり」という意味。通常の小腸の内腔はエアがあり観察はほぼ不能だが，拡張した小腸内腔が内容液で充満すると腸管内腔がよく観察できる状態となる。この状態で観察を続けると，腸管内容物が波のように一方に流れたと思えば逆に戻ってくるという動作を繰り返している様を示す。

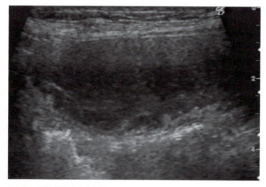

図2 ▶ 腹部超音波像
拡張した小腸の長軸断を示す。内腔の液貯留と肥厚した小腸襞を認める。

☐→ 続いて腹部CT検査を行った。
☐→ 腹部CT（図3）検査のレポートは下記の通り。

【所見】
- 小腸にびまん性の拡張と浮腫を認める。
- 右下腹部は腸管が一塊となって構造がはっきりしない。
- 骨盤内に小量の腹水を認める。

【診断】
小腸イレウスの疑い

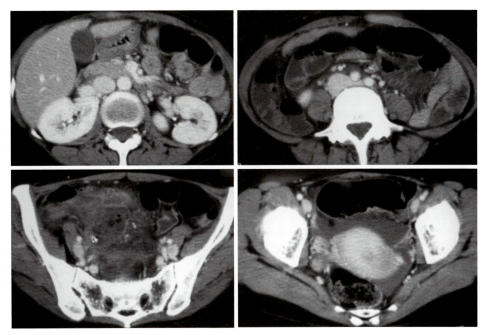

図3 ▶ 腹部CT像

問い 以上の診察および検査結果を受けて，①②のどちらの治療方針を選択するか？
① 直ちに手術する
② 入院して経過観察する

入院後の経過

- 担当医は②の治療方針とした。
  担当医のカルテ内容は以下の通り。
  - 診断：イレウス
  - 治療：絶飲食・補液・経鼻胃管によるドレナージ・抗菌薬（ロセフィン®）
  - 翌日も症状（腹痛および発熱）が続いていたので再度超音波検査を施行。

- 担当医の治療内容をみると「絶飲食・補液・経鼻胃管によるドレナージ・抗菌薬（ロセフィン®）」とあるので，イレウス＝腸閉塞としての治療と理解できる。
- 翌朝，胃管からの排液はほとんどなかったが症状（腹痛および発熱）が続いていたので再度超音波検査を施行したところ，骨盤内に14mmに腫大した虫垂と，その根部に糞石がある様子が観察された。周囲には液貯留を認めているため，穿孔性虫垂炎の診断となった。

● その後の経過

- 虫垂炎の診断で外科コンサルト，腹部の身体所見は汎発性腹膜炎であったので，緊急手術となった。手術所見で穿孔性虫垂炎が確認され，虫垂切除術が行われた。

3 問いの解答および本症例の問題点

- 本症例はどちらかというと典型的な穿孔性虫垂炎の所見であるので，治療方針としては①が正解であった。
- 画像所見に頼らずに治療していた数十年前なら，初診の時点で手術を行っていたのではないかと想像する。
- 初診担当医師も診察を終えて検査をオーダーした段階では，当然虫垂炎が鑑別の筆頭にあったはずだ。それを肯定する結果を期待して超音波検査およびCT検査をオーダーしたのだが，残念ながらいずれの画像検査のレポートにも「虫垂炎」の文字がなかったためにこの時点で虫垂炎の診断をいったん取り下げてしまった。
- 現在の画像診断精度は高く，特にCTは感度・特異度ともに95％以上とする報告も多くみられる。しかしどこまで精度が上がっても，画像だけで診断が確定できないことはある。医師はこうしたときにどのような診療方針を立てるのかが問われる。
- ここで気になるのは，画像検査のレポートにもカルテにも記載されていた「イレウス」という言葉である。

4 本症例で使用された「イレウス」の言葉の意味は？

- 「イレウス」を腸閉塞の意味で使用したのならば，今回の症例では虫垂炎であって腸閉塞ではない。手術歴もないし，そもそも排便は停止していない。
- おそらく画像診断のレポートにある「イレウス」は「小腸がびまん性に拡張している」という意味で使用しているのであろう。
- カルテにある「イレウス」はレポートの言葉をひろっただけで，記載した医師自身にその病態イメージはなかったものと思われる。自分では虫垂炎だと思ったのだが，放射線診断医もベテランの超音波検査技師さんもそろって「イレウス」と診断（？）していたのでそれに従った，というところであろう。
- 翌日行った超音波検査は前日と所見が変わったから虫垂炎とわかったのではなく，腹

部超音波の得意な技師さんであったので虫垂が描出できたにすぎない。一般に急性虫垂炎の画像検査の感度はCTが超音波を上回っているとする報告のほうが多いが，穿孔性虫垂炎の一部や，若年女性や小児でボディーサイズが小さい場合，CTで描出できなかった虫垂が超音波で描出されることがある。

- ちなみに今回のCTでは，虫垂自体が描出できていないので虫垂炎であることの直接所見はない。しかしながら虫垂がある（であろう）位置に糞石ととれる高輝度の陰影があり，周囲に炎症所見があるので，急性虫垂炎，特に穿孔性虫垂炎を疑う副所見はある（図4）。
- レポートに記載されていなかったとしても，もし担当医が放射線診断医と直接ディスカッションしていれば読影医から「虫垂炎かも？」という言葉は聞けたのではないだろうか。間接所見としては実は腹部X線検査でもそれを疑う十分な所見がある。穿孔性虫垂炎では周囲の炎症のために病変部の透過性が低下してみえる（図5）。

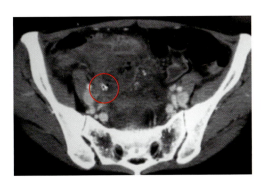

図4 ▶ CTにおける糞石
虫垂があるべき位置に糞石があり（赤丸）周囲に炎症所見があるので，直接所見はないものの間接所見としての虫垂炎は鑑別に挙がる。

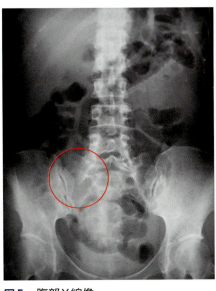 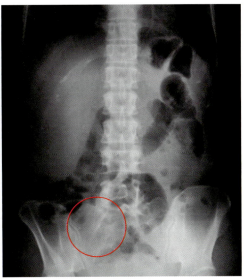

図5 ▶ 腹部X線像
赤丸で示す部位（右腸骨窩）は対側に比べてX線透過性が低下している。

5　本症例から学べること

- 本症例は典型例の見逃しなので，病歴や身体所見を重要視して診療にのぞんでいる医師なら同じ轍は踏まないであろう。
- 医師ならば誰しも自分の診断をサポートしてくれる情報が得られなかったとき，不安に思うことがあるだろう。とはいえ，本症例でとりあえず「イレウス」と診断とすることは頂けない。
- 「イレウス」を「腸閉塞」の意味に置き換えれば，本例がそうではないことはほぼ確実である。そうすると「麻痺性イレウス」ということになるが，これは病態であって疾患ではない。
- 腹部全般痛で高熱を有するときのアルゴリズムとしては穿孔性虫垂炎が鑑別の1つとなることを改めて念頭に置きたい（図6）。

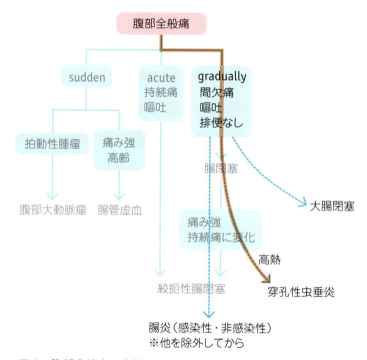

図6 ▶ 腹部全般痛で高熱を有するときの鑑別診断アルゴリズム

- とりあえずの診断として「イレウス」という言葉を使うのはNG！
- 腹部全般の痛みで高熱があるときは穿孔性虫垂炎を考える！

4章 イレウスと診断するなかれ！——症例でみてみよう

症例2 昨日からの間欠的な腹痛，嘔吐もみられた62歳男性

1 症例提示——62歳男性

● 現病歴

- 身長156cm，体重73kg。昨日からの間欠的な腹痛で来院。本日は食欲なく，痛みは昨日よりも強い。来院前に一度，来院後にもう一度嘔吐した。昨日から排便・排ガスはない。

● 既往歴

- かかりつけ医から肝機能異常を指摘されたことがある。
  手術歴なし。吐血で入院したことがある。アレルギー歴なし。
  喫煙20本/日×40年。アルコールは焼酎もしくは日本酒を毎日。
  かかりつけ医から「体内の水分をおしっことして出す薬」（利尿薬）を常用薬として処方されている。

● 身体所見

- バイタルサインは下記の通り。
  - 心拍数：80回/分
  - 血圧：140/90mmHg
  - 呼吸数：18回/分
  - 体温：36.5℃
  - 腸雑音亢進，圧痛が臍部にあるが，軽度の圧痛は腹部全般に認める。反跳痛なし，筋性防御なし。腹部は膨満している（肥満によるものか判別不能）が，臍部は膨隆していない。

検査所見

- 血液検査では肝胆道系酵素の上昇を認めるほか有意な所見はない（表1）。
- 腹部単純X線で小腸のびまん性拡張を認める（図1）。

表1 ▶ 血液検査結果（生化学・血算）

Alb（g/dL）	3.2	Glu（mg/dL）	84	seg（％）	50.4
UN（mg/dL）	28.7	リパーゼ（IU/L）	41	RBC（$\times 10^4/\mu L$）	364
Cr（mg/dL）	1.9	Na（mEq/L）	137	Hb（g/dL）	12.5
AST（U/L）	124	K（mEq/L）	4.6	Ht（％）	36.1
ALT（U/L）	59	Cl（mEq/L）	104	MCV（fL）	104.0
ALP（IU/L）	490	CRP（mg/dL）	0.5	Plt（$\times 10^4/\mu L$）	9.0
T-Bil（mg/dL）	1.8	WBC（$\times 10^4/\mu L$）	3.9		

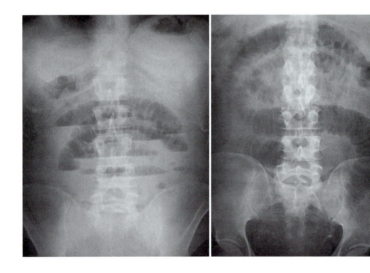

図1 ▶ 腹部単純X線像
右は立位像，左は臥位像。

問い1 この症例は「腸閉塞」？ それとも「イレウス」？

問い2 腸閉塞とした場合，その根拠は？
イレウスであった場合，その原疾患は？

その後の経過

- 担当医らは腹部X線をみてイレウスと診断した。血清クレアチニン値がやや上昇していたのでCT（造影）の撮影は見合わせた。NGチューブを留置すると，腸液様の排液が大量にあり，少し楽になったとのことであったので入院して経過観察となった。

- 翌日診察すると，昨日のような間欠痛はなくなったが臍周囲はむしろ昨日より痛みが増しているとのことで，原因精査として腹部CTが行われた（図2）。

問い3 本症例の診断は？

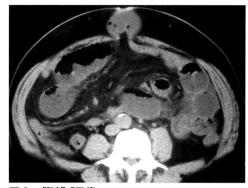

図2 ▶ 腹部CT像

2 問いの解答および本症例の問題点

- 病歴と血液検査からはアルコール性肝障害が示唆される。
- 吐血の原因が食道静脈瘤なら，既に肝硬変となっていると思われる。基礎に肝硬変があると，仮に腹水がなくても門脈圧亢進によって腹腔内臓器は浮腫性肥厚をきたし，腹腔内圧は高い。すなわち腹壁ヘルニアの危険因子となる。
- 病歴に戻ると，「腹痛，嘔吐，排便・排ガスの停止」があるので腸閉塞の主症状を3つとも満たしている。
- 腹部X線では小腸拡張はあるが，大腸ガスは指摘できない。
- 以上から，腸閉塞（小腸閉塞）とまずは診断できる。
- 間欠的な腹痛があるので，これだけでもイレウス（麻痺性イレウス）の状態でないことはわかる。次に腸閉塞の原因だが，腹部手術の既往がないので癒着性腸閉塞は除外される。
- CT（図2）では臍部に嵌頓した小腸を認め，これが閉塞の原因となっているものと考えられる。したがって，症例2の診断は「嵌頓臍ヘルニア」となる。

3 本症例から学べること

- ヘルニアは腸閉塞（小腸閉塞）の原因としては比較的多く，その10％程度を占める。特に大腿ヘルニアや閉鎖孔ヘルニアなど，ヘルニア門の小さい腹壁ヘルニアはリヒター型（図3）で嵌頓することが多い。
- ヘルニア門がある程度以上大きいと，ヘルニア内容は腸間膜を含む小腸ループであるので，嵌頓した場合には腸間膜が絞扼されて脱出した腸管は虚血となる。このため，

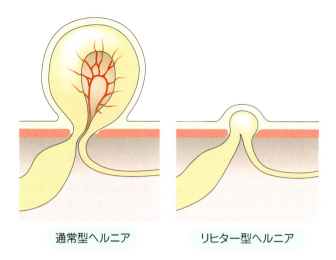

通常型ヘルニア　　　リヒター型ヘルニア

図3 ▶ リヒター型ヘルニア
左が通常型ヘルニア。腸間膜を含む小腸ループがヘルニア内容であるので，嵌頓した場合には腸間膜が絞扼されて小腸虚血を生じる。右はリヒター型ヘルニア。嵌頓しているのは腸壁のみであり，腸間膜はヘルニア内容に関与していない。

この部（嵌頓している小腸）自体に強い痛みを生じる。

☐ 一方で，リヒター型のヘルニアでは挟まっているのは腸管壁だけで腸間膜は絞扼されていないため，挟まっている部分の腸管自体に強い痛みは生じない。嵌頓部位の痛みは主訴となりにくく，結果として嵌頓してすぐには来院しない。

☐ 挟まっている部位で小腸が閉塞しているので，この状態が半日以上持続すれば腸閉塞の症状が出現する。つまり間欠的な腹痛と嘔吐の症状が出てくる。

☐ リヒター型のヘルニアでは挟まった部位の痛みではなく，二次的に生じた腸閉塞の痛みで来院する。腸閉塞の形態としては，1箇所の閉塞 (single obstruction；SO) なので，経鼻胃管やイレウス管などで減圧すれば，症状はとりあえず軽快する。しかし，嵌頓の状態が持続すれば挟まれた腸管が圧迫壊死を生じるので，そうなる前に緊急手術が必要となる。

☐ 本症例は臍ヘルニアだが，肝硬変例ではもともと小さな臍ヘルニアがあった場合に腹圧上昇に伴って顕著化することがあり，よくみられる併存症の1つである。症状も腹部X線も典型的な腸閉塞なので，そこまでを見分けるのはたやすい。

☐ 問題はその後で，典型的な腸閉塞とは癒着性腸閉塞であるので，手術歴がなくてはならない。手術歴がない以上，閉塞の原因を癒着以外で考えなくてはならないが，腹壁ヘルニアは体表から探れるので，身体所見でこれを指摘する必要がある。本症例はやや肥満体型であったので臍ヘルニアが視認できなかったのがピットフォールとなってしまった。

- □→ CTで腹壁をみると，確かにヘルニアは体表にはまったく突出していない。とはいえ，筋膜からは当然突出しており，一見してわからなくても，実際に触診すれば硬いしこりとして触れるのでわかる。
- □→ リヒター型ヘルニアはそもそもヘルニア内容が少ない（小さい）ので，必ず触診で確かめる必要がある。ヘルニアの部位は限られているため，触診で存在を確かめることは難しくない。ただし，触診の経験がない場合，ヘルニア内容は腸管なので軟らかいしこりを触れると予想すると思うが，嵌頓ヘルニアは「ピンポン球のような」硬いしこりとして触れることを覚えておくとよい。
- □→ 腹部全般痛の鑑別診断アルゴリズムを図4に示した。

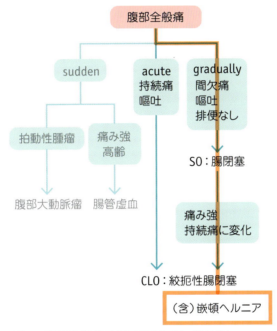

図4 ▶ 腹部全般痛の鑑別診断アルゴリズム

- リヒター型のヘルニアでは挟まった部位の痛みではなく，二次的に生じた腸閉塞の痛みで来院する。
- 手術歴がない場合，閉塞の原因を癒着以外で考える必要があるが，腹壁ヘルニアは体表からの身体診察でわかる。

4章　イレウスと診断するなかれ！──症例でみてみよう

症例3　数年前からみられた腹痛の増悪と下血で来院した27歳男性

1　症例提示──27歳男性

● 現病歴
- 腹痛と下血で来院。同様の腹痛は数年前からときどきあったが，特にここ数週間は増悪している。

● 既往歴
- 入院歴・手術歴なし。遺伝性疾患等，家族歴もなし。
  アレルギー歴なし。常用薬なし。

● 身体所見
- バイタルサインは下記の通り。
  - 心拍数：78回/分
  - 血圧：105/70mmHg
  - 呼吸数：24回/分
  - 体温：37.8℃
  - 全体的に色白の皮膚色。眼瞼結膜貧血様。腹部は全般的に軽い圧痛を認める。明瞭な反跳痛とはとれないものの，軽い叩打痛を腹部全体に認めた。筋性防御はない。
  - 直腸診では肛門周囲に病変は認めなかったが，直腸内に少量鮮血を認めた。

● 検査所見
- 血液検査を**表1**に示す。

表1 ▶ 血液検査結果（生化学・血算）

Alb (g/dL)	3.4	Glu (mg/dL)	102	seg (%)	77
UN (mg/dL)	12.7	リパーゼ (IU/L)	38	RBC ($\times 10^4/\mu L$)	245
Cr (mg/dL)	0.77	Na (mEq/L)	142	Hb (g/dL)	9.2
AST (U/L)	17	K (mEq/L)	4.3	Ht (%)	28.8
ALT (U/L)	13	Cl (mEq/L)	109	MCV (fL)	70.3
ALP (IU/L)	178	CRP (mg/dL)	17.3	Plt ($\times 10^4/\mu L$)	18.0
T-Bil (mg/dL)	0.9	WBC ($\times 10^4/\mu L$)	11.2		

● 入院後の経過

- 病歴で慢性の腹痛と下血があり，検査でも小球性貧血を認めたので，出血源精査のために下部内視鏡検査が施行された。
- 内視鏡の肉眼所見では全大腸に連続して潰瘍性病変を認めたため，潰瘍性大腸炎の診断となり，入院してステロイド治療が開始された。
- 入院1週間後，症状はやや軽減していたのでステロイドは漸減され，食事が再開された。その夜，嘔吐があったため当直医が呼ばれた。診察すると入院時から腹痛はずっとあったが食事開始後急に痛みが増したという。下血や下痢はない。
- 腹部の身体所見では，やや膨満し，腸雑音は聴取できず，腹部全般に圧痛と叩打痛を認めた。
- 消化管穿孔や腹膜炎によるイレウスを考えたが，担当医のカルテの記載をみる限り腹部全般の圧痛と反跳痛は入院時から継続していると記載されている。
- 消化管穿孔を否定するために胸部立位X線を撮影したが，フリーエアははっきりしなかった。腹部X線（図1）では小腸ガスを少量認めるのみであったのでイレウスではないと考えた。
- ステロイドが漸減されていたことから潰瘍性大腸炎の再燃を疑い，経口摂取の中止と翌日以降ステロイドの増量を検討したほうがよいことをカルテに記載し，この晩の診察を終えた。

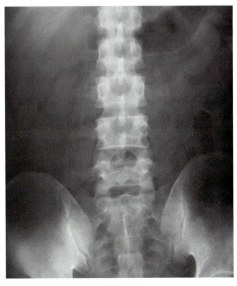

図1 ▶ 腹部単純X線像

問い
この時点での病態把握として，①〜③のうちどれを考える？
① 潰瘍性大腸炎の増悪（薬物療法での反応を期待する）
② 中毒性巨大結腸症となっている
③ 腹膜炎等の二次的イベントが発生し，麻痺性イレウスとなっている

● その後の経過

- 翌朝，担当医がベッドサイドに行くと，頻呼吸があり，呼びかけに対する反応が悪く意識レベルが低下していた．腹部に筋性防御を認めたので汎発性腹膜炎の原因精査として腹部CTを撮影（図2），明らかなフリーエアを認めたため，消化管穿孔の疑いで外科コンサルトとなった．
- 緊急開腹手術をすると腹腔内は高度に便汁で汚染されていた．全大腸に炎症性変化があり，複数箇所の穿孔を認めた．結腸亜全摘および回腸ストーマ作成が行われた．

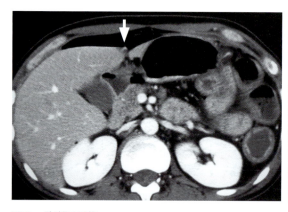 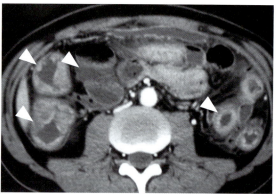

図2 ▶ 腹部CT像
肝表面にフリーエアを認める（矢印）．壁肥厚し内腔が拡張した大腸および小腸を認める（矢尻）．

2　問いの解答および本症例の問題点

- 緊急手術の適応というと中毒性巨大結腸症が有名だが，本症例は「劇症型潰瘍性大腸炎による大腸穿孔」から「腹膜炎による敗血症」となり緊急手術に至った症例である．腹膜炎による敗血症は潰瘍性大腸炎の3％程度にみられる．通常の潰瘍性大腸炎の場合，炎症は全層性ではないので，腹部所見で反跳痛や叩打痛が出現することはない．
- いわゆる"腹膜刺激症状"は腹膜炎の存在を示唆するが，腹膜炎自体が存在しなくても炎症が腹膜を刺激しうる状態（消化管であれば漿膜面に炎症が到達している）であ

れば反跳痛や叩打痛は出現する（典型的な反跳痛や叩打痛は急性虫垂炎でみられる）。
- 本症例では初診時から叩打痛があったので，この時点で既に炎症が（複数箇所にわたって）漿膜にまで達していたと推測できる。治療が奏効しておらず，食事開始後に穿孔したのであろう。つまり，当直医がコールされた時点では下部消化管穿孔による二次性腹膜炎で麻痺性イレウスの状態となっていた。

3 本症例から学べること

- 当直医の診察では，腹膜刺激症状の所見がとられている。もしもこれがまったくの初診であれば，消化管穿孔などの二次性腹膜炎を強く疑って精査に進み，その時点で緊急手術になっていたかもしれない。既に入院中で診断がついており，かつ担当医らが同様の所見を得ていたという情報が判断を変えてしまった可能性がある。
- 多くの一般医にとって入院中の潰瘍性大腸炎罹患者を継時的に診る機会は少ないので，診察したときに「あれ？ これはおかしいかも」という直感が働いても，担当している医師（特にそれが消化器内科医であったら）が同様の所見を既に得ていると，「この病気ではそんなものなのか？」という頭が働いてしまうだろう。
- 「前医の判断に引きずられない」という姿勢を，すべての診療において実践し続けることは難しい。
- 以上が当直医の反省すべき点だが，あえてもう1つポイントとして挙げたいのは，腹部X線像についてである。診察した段階では腹部膨満と腸雑音の消失から麻痺性イレウスの状態を推測していた。にもかかわらず，X線で腸管の拡張がみられなかったので「イレウスではない」と考えてしまった。
- 「イレウス⇒びまん性の腸管拡張⇒腹部X線で腸管ガスが目立つ」という固定観念があることが原因と思われる。
- 本症例の腹部X線像（図1）をみると，確かに腸管ガスは目立たない。胃泡と左腹部に小腸ガスが少しみえるが，どちらかというと"ガスレス"に近いX線像となっている。しかし，腸管が拡張していないわけではない。
- 腹部CT（図2）をみると，大腸も小腸も壁肥厚があり内腔に液貯留をきたしていて，ガスのある部分のほうが少ない。つまり，拡張していても内腔液で満たされていると腸管ガスの目立たないX線像となる。ガスが目立たない代わりに全体的にX線の透過性が低下する。結果的に，図1はイレウス（麻痺性イレウス）のX線像なのである。
- にもかかわらず，図1を見せられたときにこれを「イレウス」と考える医師はほとんどいないだろう。ということは，「イレウス」という言葉を臨床の場で使う（診断する）

とき，それは病態を指しているのではなく，画像を見てその状態を表現しているにすぎないことがわかる。そうすると，もはやお腹が痛いかどうかも関係なくなってしまって，「腸管内にガスがある（目立つ）」という意味にしかならない。

→ このように，言葉の意味に引きずられて診断や治療方針に影響が出ることは問題であり，避けなければならない。

- 前医の判断に引きずられない！
- 「イレウス」という言葉の意味に引きずられて診断や治療方針に影響するようなことは問題であり，避けなければならない。

4章 イレウスと診断するなかれ！——症例でみてみよう

症例4 腹痛と食欲不振があり就寝中に意識障害を起こした83歳男性

1 症例提示——83歳男性

● 現病歴

意識障害で搬送され来院した。妻によると，夕飯時に「食欲がなくお腹が痛い感じがするので早めに寝る」と言って床についた。その数時間後，妻が就寝する際に夫に声をかけると返事がなく，体を揺すっても起きないので救急車を呼んだ。

● 既往歴

高血圧，脂質異常症，CKD，狭心症，COPD。
常用薬多数（詳細不明）。75歳くらいまで喫煙，アルコールは機会飲酒程度。

● 身体所見

バイタルサインは下記の通り。
- 心拍数：120回/分
- 血圧：64/－mmHg
- 呼吸数：35回/分
- 体温：35.8℃
- 意識レベル：GCS E1V2M4
- 眼球結膜に貧血・黄染なし。頸部硬直なし。呼吸音ではcracklesを聴取せず。心音整，収縮期雑音を軽度認める。
- 腹部は膨満している（もともとかなり肥満体）。努力呼吸で力が入っており，筋性防御の有無を判断できず。圧痛・反跳痛も判断つかず。直腸診察で血便は認めない。
- 四肢は上下左右ともに動きあり，明らかな麻痺なし。皮膚にmottling（斑状形成）を認める（図1）。

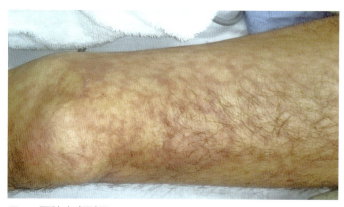

図1 ▶ 下肢皮膚所見
紫色のmottlingを認める。

● 検査所見

- 血液検査を**表1**に示す。

表1 ▶ 血液検査結果（生化学・血算・動脈血ガス）

Alb（g/dL）	3.7	Na（mEq/L）	139	Ht（%）	43.5
UN（mg/dL）	40.9	K（mEq/L）	5.1	MCV（fL）	98.4
Cr（mg/dL）	3.14	Cl（mEq/L）	102	Plt（×10^4/μL）	20.9
AST（U/L）	21	CRP（mg/dL）	<0.03	pH	7.264
ALT（U/L）	17	WBC（×10^4/μL）	9.6	PCO_2（mmHg）	36.6
CK（IU/L）	178	seg（%）	76.6	PO_2（mmHg）	121.3
T-Bil（mg/dL）	0.9	RBC（×10^4/μL）	442	HCO_3^-（mEq/L）	16.2
Glu（mg/dL）	268	Hb（g/dL）	13.7	乳酸（mg/dL）	64.4
リパーゼ（IU/L）	38				

● 救急室での経過

- ショック，意識障害と呼吸不全があり，来院後すぐに気管挿管して人工換気となった。このため本人からの病歴聴取はまったくできていない。

- ショックの原因精査として心エコーおよび胸部X線検査を施行したが，経胸心エコーでは左心系，右心系ともに動きに問題はなかった。胸部X線上肺野に主たる異常はなく，気胸や胸水貯留も認めなかった。腹部超音波で腹水は認めなかった。

- ショックの鑑別としては，心原性・閉塞性はともに否定的であった。妻に聞く限りでは高度脱水となるような要素（食事ができていない，大量の下痢など）はなく，下血や胸水・腹水もないことから循環血漿減少性も考えにくい。血液分布異常性ショック，

特に敗血症性ショックが疑われた。
- 意識障害の鑑別としては，低血糖や電解質異常はなく，頭部CT上器質性病変（少なくとも出血や腫瘍のような）は認めなかった。
- 精密検査と全身管理目的でICU入室となった。

ICU入室後

- ショックは2リットルの急速補液でも改善せず，血管収縮薬（ノルアドレナリン）が開始された。血液ガスで代謝性アシドーシスがあり，来院時から無尿であったので血液浄化法（renal replacement therapy；RRT）が開始された。敗血症の診断で，血液培養はじめ各種培養採取後直ちに広域抗菌薬が開始された。
- 敗血症のフォーカスを探すための精密検査の一環として腹部CTが行われた（図2）。腸管が全体的に拡張しており，直腸内の便塊が目立った。腹水なく，フリーエアも認めなかった。放射線科では「糞便イレウスの疑い」との読影結果であった。

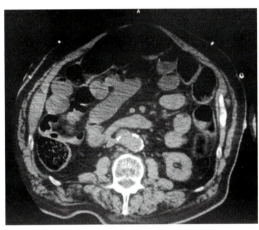 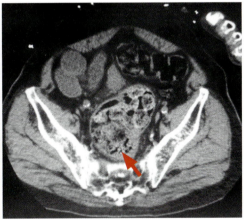

図2 ▶ 腹部CT（単純）像
びまん性の腸管拡張を認める。直腸に硬便を多量に認める。

 問い1 「糞便イレウス」とはどのような病態か？

その後の経過

- 糞便イレウスということで，まず直腸内の摘便にトライしたが指がとどかずほとんど取れなかった。そこでICU担当医から外科当番医へコンサルトすることとなった。依頼内容としては，「糞便イレウスとなっている直腸内の便塊の摘出」であったが，

これに対する担当外科医の見解は下記の通り。

- 糞便イレウスが「糞便によって大腸が閉塞している」という意味であるならば，結腸の拡張が著明ではないのでそもそも大腸閉塞の状態ではない。閉塞を解除するためというならば摘便は意味がない。
- 硬便によって圧迫壊死が起こり消化管穿孔となっているような所見は認めない。
- 直腸に便塊があることで，現在の状態（ショック，呼吸不全，代謝性アシドーシス）を説明するのは無理がある。

- つまり，便塊に目を向けるよりも，上腸間膜動脈閉塞などの重篤な疾患を考えたほうがよいだろうとのことであった。
- 既に緊急血液浄化が開始されており，救命のためには腎機能に配慮する段階は超えていたため腹部造影CTが追加で撮影された。その結果，所見として上腸間膜動脈は開存しており，腸管もおおむね造影されていて，明らかな虚血の所見は得られなかった。

問い2 以上の情報から，今後の方針はどうするべきか？

- 入院当日の精密検査では敗血症のフォーカスははっきりしなかった。すぐに介入すべき外科的疾患も同定できなかった。
- 翌朝の状態では，血管収縮薬の2剤目を加えても血圧が安定せず，持続的血液浄化を行っているにもかかわらずアシドーシスは進行していた。

> - 比較的急な腹痛（suddenもしくはacute）があったこと
> - ハイリスク患者（高齢・心疾患の既往）
> - 説明のできない代謝性アシドーシス

- 腹部のCTを見る限り，疾患を診断するに足る所見はないが，びまん性の腸管拡張（すなわちイレウス）があり，上記条件を加味すれば疑うべき筆頭は腸管壊死（NOMIなど）であろう。画像的にこれをサポートする所見（門脈ガスなど）があるわけではないが，そうだからと言って腸管壊死を否定する材料にはならない。
- 結論として開腹手術を行ったところ，全結腸が壊死に陥っていた。

2 問いの解答および本症例の問題点

- 問い1の糞便イレウスについては，前述の担当外科医の見解が的を射ている。本症例では，結果的に「糞便の塊」と「イレウス（腸管壊死による）」が別々に存在したので，

一見病態を言い当てているようにも感じるが,「糞便イレウス」はまったく意味のない診断である。

- 宿便による大腸閉塞(colonic obstruction related to fecal impaction)という状態は存在するが,この場合は"大腸閉塞"が病態なので大腸の拡張が著明($>5cm$)でなくてはならない。加えて,すぐに腹膜炎による敗血症に進展するのも説明しがたい。
- 現在,臨床的に経験する大腸閉塞のほとんどが大腸癌であり,便塊が閉塞の原因となることは少ない。高齢者の直腸に高度に便塊が溜まっているのをみることはあるが,「便塊が溜まっている＝閉塞」ではない。
- "糞便"を前につけただけで,結局「イレウス」なので,対象がよくわからないあいまいな語彙になってしまっている。診療の初期に"糞便"という語彙が出てきたために正診に至る過程で回り道になってしまった感は否めない。
- 問い2についても「その後の経過」の説明の通りである。

3 本症例から学べること

- 症例1の穿孔性虫垂炎でも同様であったが,画像診断がついていないと外科コンサルトがしにくい,手術に踏み切れないという臨床判断をときどき目にする。
  しかし,もしCTのない時代であったら,おそらく初診の時点でそれらの症例の手術に踏み切っていた可能性が高い。なぜならば,そうではないと否定する根拠がないからだ。
- 画像検査の精度が上がったおかげで,腹部急性疾患の診断精度も飛躍的に向上した。急性虫垂炎であれば病歴聴取と身体所見だけで70％程度の感度・特異度だが,CTや超音波のおかげでいずれも90％後半の数値となっている。その数字だけをみるとよくなった気がするのだが,本当にそうだろうか？
- 日常,診療していて感じることは,病歴や身体所見が典型的なときは画像所見も典型的であることが多い。逆に病歴や身体所見で診断が難しいときは画像所見も典型的でなく読影が難しい。
- 「うっかり見逃し」を引っかけるという意味で画像検査の果たす役割はあるものの,症例1や本症例のように,本当に判断をしなくてはならないときに背中を押してくれる有力な情報を与えてくれないこともある。むしろブレーキになってしまっていることもある。
- もちろんこれは画像検査そのものが悪いという意味ではなく,検査をどのように位置づけてどのように活用するかという問題である。

□→ 病歴と身体所見から鑑別の筆頭に挙がるのが「緊急手術が必要な重篤な疾患」であった場合，それを否定する所見がない限りはその方針を変更してはならない。

おさえておきたいのはココ！

- 病歴や身体所見が典型的なときは画像所見も典型的。逆に病歴や身体所見で診断が難しいときは画像所見も典型的ではないことが多い。
- 病歴と身体所見から緊急手術が必要な疾患が考えられた場合は，それを否定する所見がみられない限り，重篤な疾患である可能性を念頭に置いて診療を継続する。

5章 注意を要する診断名はこれだ！

尿管結石

- 「尿管結石だろう」と自身が思ったとき，「尿管結石と思います」とコンサルトを受けたとき，「本当に尿管結石か？」と疑おう。
- 尿管結石が確実に診断されるまで，尿管結石と同様の症状を呈する虚血性疾患（捻転を含む）や血管疾患はないか，自問しよう。
- 尿管結石と複雑性（結石性）腎盂腎炎ではCTの画像上の見た目はまったく同じなので注意が必要である。

1 はじめに

- 診療に携わる限り，誰にでも必ず"誤診"はある。もし，「私は誤診など一切したことがない」という医師がいたら，話し半分で聞いておいたほうがよい。
- "誤診"（間違い方）には下記の2つの方向性がある。

  > ① 重篤な病気を想定していたが実は違った
  > ② 軽症を想定していたが実は重症であった

- ①は早期に誰かが修正してくれるので，間違いとして認識されることがあまりない（心筋梗塞を疑って循環器コンサルトしたが違っていた，など）。誤診した本人にも「ミスった」という感覚はないだろう。臨床で経験する多くの誤診は大抵②である。
- あとから振り返って「この間違い，ときどきあるね」というパターンがいくつかあるが，このパターンを共有しておくことは，間違いを防ぐ意味で大切である。
- 本書では「注意を要する診断名」について繰り返し述べてきた。特に「イレウス」のような疾患名ではない言葉を用いて「診断」すると治療方針につながらないことが最大の問題である。
- 同様に，初期診断に使用しないほうがよいものとして，「胃腸炎」や「便秘」などにつ

いても解説してきた。これらを初期診断に使う限り見逃し数が減らないことは，繰り返し強調しておきたい。

一方で，診断することで治療方針が立つ疾患名（単一のclinical entity）であるが注意したほうがよい疾患がある。これらについて本章で触れることにする。

2 症例提示

まずは何が問題なのか，症例をみてみよう。

症例1　33歳女性，数時間前からの突然の右側腹痛で来院

発熱はない。悪心・嘔吐，下痢などの消化器症状はない。

診察上，腹部はソフトで腸雑音は通常に聴取する。右下腹部に軽い圧痛があるが，反跳痛や筋性防御はない。痛みの部位から尿管結石を疑ったが，症状が軽かったので帰宅させ経過観察とした。

その2日後，痛みがよくならないと再来院した。右下腹部はかなり強い圧痛があり，腹部CTでは骨盤腔に5cm大の腫瘤性病変を認めた。卵巣嚢腫茎捻転の疑いで手術を行ったところ，右卵巣も含め捻転した臓器が既に黒色壊死していた。

症例2　56歳女性，突然の腰痛で救急室に来院

発熱や消化器症状はないが苦悶様の表情であった。

かなり肥満体で，腹部の診察に苦慮し，圧痛・筋性防御・反跳痛ははっきりしなかった。左のCVA叩打痛を認めたため尿管結石を疑った。もともと腰痛があるということなので，急性腰椎症の可能性もあった。

いずれにせよ緊急性はないと判断して鎮痛薬を処方し，他の患者さんの診療に移った。救急搬送が続いたため1時間ほどして患者さんのところに戻ってみると，鎮痛薬は奏効しておらず相変わらず苦悶様の表情であった。

再度身体診察をしたところ，腹部に圧痛があり，超音波検査を行うと直径10cmほどの嚢胞状構造を下腹部に認めた。卵巣嚢腫茎捻転を疑ってCTを施行したところ，嚢胞状構造は卵巣嚢腫ではなく腹部大動脈瘤であった。破裂の所見を認めたため緊急手術となった。

症例3 70歳女性，3日前からの右背部痛と発熱で救急室に来院

右背部では著明なCVA叩打痛があった．超音波検査を行うと右腎は水腎症となっていた．確認のためCTを撮影すると，右腎盂尿管移行部に尿管結石を認めた．尿管結石の可能性が高いとして鎮痛薬を使用した．

疼痛コントロールができれば帰宅可能ではないか，と考えて他の患者さんの診療にかかっていたところ，「尿管結石の患者さんがショック状態です！」とのコールを受けた．かけつけると血圧低下に加え39.0℃の高熱があり，来院直後に採血して行った血液検査の結果をみると白血球数21,000/μL，血小板数$4.0×10^4$/μLであった．

結石性腎盂腎炎に伴う敗血症であり，至急泌尿器科にコンサルト．尿管カテーテルが挿入された．

3 症例1, 2における問題点

- 症例1，症例2ともに尿管結石よりも重症の疾患を見逃している．尿管結石は「急性発症で強い内臓痛を有する」疾患なので，同様の発症機序・症状がみられる疾患とどうしても間違えられやすい．その代表的疾患が以下の①②である．

  > ① 虚血を呈する疾患
  > ② 血管疾患

- ①②はともに突然発症で強い内臓痛を有する．さらに，①の場合には身体所見が乏しい点もよく似ている．
- 尿管結石自体は痛みが強かったとしても，緊急性のない疾患である．実はこれが落とし穴で，尿管結石と診断してしまうことで，同様の強い痛みを呈し，なおかつ緊急手術を必要とする重症疾患を見逃してしまうのである．
- したがって，確実に尿管結石であるという証拠がないまま「尿管結石」と早急に診断することは避けなければならない．症例1の卵巣嚢腫茎捻転や症例2の破裂性腹部大動脈瘤はその代表例と言える．
- 健康若年女性が側腹部痛で来院し，血尿があれば尿管結石は当然鑑別となる．尿管結石では，血尿は早期には90％程度が陽性となり，尿管結石の存在を疑う感度の高い指標である[1]．しかしその一方で，偽陽性率の高い検査でもあることに注意しなくてはならない．

- "2＋"の潜血ならまだしも，"1＋"の潜血を有意ととれるかどうかは，尿の採取法や性差なども加味する必要がある．閉経前女性での血尿の偽陽性率は男性の3倍ほど高くなる．発症から時間が経つにつれて陽性率も下がり，結果的に来院する尿管結石のうち10〜30％は血尿は陰性[2]であるので，血尿の有無が診断の絶対的な指標ではない．
- また，かつて尿管結石を疑う症例に対して単純X線（KUB）で評価していた時代もあった．もちろん尿管結石が指摘できれば診断につながるのだが，単純X線の感度は10％程度と低いため診断価値に乏しく，積極的に行われることは少ない．
- このように，尿管結石を疑ったときに簡易に行うことができる検査はない．したがって，症状が強く，早急に診断することが必要な場合はCTを撮ることになる．しかし，若年健康者でそこまで症状が強くない場合は，尿管結石を疑っていたとしても「とりあえず鎮痛薬を処方して様子を見よう」と考えてしまうことは理解できる．
- 現在，尿管結石の診断におけるゴールドスタンダードは「単純CT」である．全例CTで確認せよというのもどうかと思うが，初発で，特にsudden onsetのときに，尿管結石以外これといった鑑別が思い浮かばなかった場合（要するに消化器系の疾患ではないと思ったとき）にはCTでしっかりと確認しておいたほうがよいだろう．
- 破裂性腹部大動脈瘤のうち30〜40％が初診時には誤診されているとのレビューもある[3]．破裂性腹部大動脈瘤が強い腹痛を主訴として来院したならば，仮に病歴聴取や身体所見でよくわからなかったとしても早期に腹部CTが撮影されて正診に至っている可能性が高い．
- とりあえず腹部単純CTを撮影したら腹部大動脈瘤が見つかって，あわてて造影CTを撮影し直したという経緯をたどることもめずらしくない．もし，（動脈硬化病変のリスクがある場合に）強い背部痛として来院したならば，急性大動脈解離を疑って造影CTが撮影され，結果的に正診に至っているであろう．
- 症例2のように"腰痛"もしくは"側腹痛"として来院した場合がピットフォールに陥りやすい．特に腰痛はその90％がいわゆる整形外科的な急性腰痛症で，急な処置を要さないというバックグラウンドがあるので，ことさら軽んじられる傾向にある．
- しかし，破裂性腹部大動脈瘤は腰痛のレッドフラッグス（注意を要する腰痛疾患）の筆頭でもある．sudden onsetの腰痛であった場合には丹念な腹部診察を行い，腹痛の要素がないことを確認しない限り急性腰痛症としてはならない．
- 同様に，側腹痛も真っ先に尿管結石が思い浮かんだとき，必ず丹念な腹部診察を行い圧痛がないかをチェックしたほうがよい．特に左の側腹痛のときには要注意である．

4 症例3における問題点

- 症例1，2は，尿管結石と診断したが実はそうではなく，より重要な疾患であったというパターンであったが，症例3の問題点はまた別のところにある。
- 尿管結石はどんなに痛くても臓器障害を起こすことはないため，多くの臨床家が重篤な疾患とは認識していない。それ自体は間違っていないが，強い痛みを呈する尿管結石を数多くみているがゆえに，その痛みの程度に慣れてしまうという危険性が新たに生じてくる。

> - 尿管結石だから痛いのは当たり前
> - 尿管結石だから痛みが強くても何も起きない

- 上記のようなマインドになってしまいがちなのである。常に下記の2点を自問することを忘れないようにしておきたい。

> - 同様の症状を呈する虚血性疾患（捻転を含む）はないか？
> - 同様の症状を呈する血管疾患はないか？

- 症例3は尿管結石があるのだが，病態の本体は感染症であって結石の嵌頓ではない。嵌頓した結石の痛みだけが問題であるときが尿管結石であって，結石によって閉鎖腔となった腎盂と近位の尿管に感染が生じたときは複雑性（結石性）腎盂腎炎となる。
- 画像上の見た目はまったく一緒だが，病態も治療法も大きく異なる。感染を伴わない尿管結石だけでも発熱はみられることがあるので「尿管結石＋発熱」＝結石性腎盂腎炎ではないが，少なくとも全身性炎症反応症候群（systemic inflammatory response syndrome；SIRS）の条件を満たしているときには結石によるものとしないほうがよい。

● 文 献
1) Press SM, et al：Urology. 1995；45(5)：753-7.
2) Kobayashi T, et al：J Urol. 2003；170(4 Pt 1)：1093-6.
3) Azhar B, et al：J Endovasc Ther. 2014；21(4)：568-75.

2 アニサキス症

- 腸アニサキス症は身体所見では反跳痛があり，CTでは腹水がみられ，どちらかというと重症例にみられる所見を有しているがゆえに要注意である。
- 腸アニサキス症は正しく診断することによって入院や手術を回避できるメリットと，診断を間違えたときのデメリットを天秤にかけて考える。

1 「胃アニサキス症」と「腸アニサキス症」

- アニサキス症と言えば，"サバ""強い上腹部痛""上部消化管内視鏡で虫体を摘出する"といったキーワードで，多くの医療者に認識されている。これはいわゆる「胃アニサキス症」である。
- ところがアニサキス虫体は必ずしも胃粘膜に喰いつくとは限らず，小腸でも大腸でも同様のことが起こり，これは「腸アニサキス症」とされ，寄生虫学の教科書には以前から記載されている[1]。
- しかし，臨床現場で"胃"以外の腹痛に対してアニサキス症が鑑別に挙がることは稀である。手術が行われて罹患部の内腔から虫体が見つかる，などのことがない限り，はじめから腸由来の腹痛にアニサキスを思い浮かべることはあまりない。
- 近年，その存在が広く知られるようになってから，腹痛での診断名として「腸アニサキス症」(もしくはアニサキス腸炎)という疾患名が用いられるようになってきた。

2 腸アニサキス症とは

- 腸アニサキス症の典型例は，発症する1～2日前に生魚(北洋系の魚・イカなど メモ)の食歴があり，acute onsetの腹痛(間欠痛)がみられ，下痢や発熱(高熱)は伴わない。

> **メモ**
> アニサキス類（シュードテラノバを含む）の成虫はイルカ・クジラ・アザラシなどの北洋系の海棲哺乳類の胃の中にいて，虫卵が糞から出て幼虫となったものがオキアミに捕食される。したがって，オキアミを捕食する魚介類，さらにそれを捕食する魚介類に成虫が存在する。虫体は通常内臓にいて，宿主（魚）が死んでから筋肉内に移行してくる。したがって，サバと言えども新鮮なうちに内臓処理されたものは虫体が含まれていない可能性が高い。ヒトは宿主とはなりえず，ヒトの胃や腸内では数日，長くても1週間程度しか生きられない。

- 罹患部の直上に圧痛と反跳痛を認める。症状の程度はかなり個人差があるので，軽い場合にはそもそも医療機関を受診していない可能性が高い。
- 身体所見ではいわゆる"汎発性腹膜炎"にはならないので，胃腸炎もしくは急性腸炎として経過をみているうちに症状が軽快する。時に，壁肥厚が高度なために内腔閉鎖して腸閉塞となったり，虫体が壁を貫通して汎発性腹膜炎となったような場合に手術となることがある。
- ただし，壁の浮腫も時間の経過とともに改善することが予想されるし，仮に**アニサキス**であることが確定しているならば，手術をしなくてもいずれ虫体が死滅して症状が軽快する可能性が高い。別の理由で開腹手術した際に腹腔内や大網に原因不明の好酸球性肉芽腫が見つかったとの報告が多数あり，アニサキスが腸壁を貫通しながら自然軽快したことが示唆されている[2]。
- 画像的には10cm程度の距離に限局した小腸の全層性の壁肥厚と，腹水の存在などが腸アニサキス症を示唆する所見と言える。通常の感染性腸炎との相違点としては，以下が挙げられる。

> **通常の感染性腸炎の特徴**
> - 罹患腸管がより広範囲（数10cm以上）
> - 粘膜浮腫がメインで全層性の壁肥厚とはなりにくい
> - 腹水は認めない，など

- 病歴聴取で魚介類の生食が発症数日以内にあり，上記の症状や画像所見があれば，腸アニサキス症と診断してもよいだろう。

3 腸アニサキス症を腹痛の鑑別に挙げるデメリット

- このような手術をしなくても治る疾患をはじめからきちんと鑑別して「手術をしない」ことは患者さんにとって望ましい。しかし「腸アニサキス症」の疾患概念がより多くの医療従事者に周知され，腹痛の鑑別疾患として新たに加わったためのデメリットもある。
- たとえば，かなり強い腹痛や明らかな反跳痛がみられる症例が，「前日に鯖寿司を食べていた」ことを理由に経過観察とされ，結果的に手術が必要な別の疾患であったことが判明したという危険な事態が生じている。ここが「腸アニサキス症」と診断するときの盲点であり怖さである。
- アニサキスの原因になる魚介類のサバ・サケ・スルメイカなどは，誰もが日常的に食べているポピュラーな食材ばかり。これらの食歴があることは，アニサキス症であることの事前確率を上げる因子であることは間違いないが，決定的な証拠にはなりえない。
- このアニサキス症という病気が疾患として認識されるようになったのは今から60年ほど前で，比較的最近の話である。もちろん疾患自体は昔からあったはずだが，痛くても放っておけば治ったので何が原因であるかは知る由もなかった。全身麻酔下の手術をするようになってはじめて，腹痛で手術した胃や腸の中の虫体が見つかって認識された。
- 胃アニサキス症に関しては内視鏡の発達が治療に寄与したが，腸アニサキス症に関しては治療法自体，存在しない。治療法がない疾患（腸アニサキス症）と診断し，治療法があるより重要な疾患（たとえば虫垂炎）と間違えるようなことは絶対に避けたい。
- 腸アニサキス症と診断したときは，必ず「いや待て，もしかしたら違うかも？」と一度は振り返ったほうがよいであろう。「この症例が仮にアニサキスでないとしたら，何を真っ先に考えるか？」と自問して，虫垂炎など，ほかに反跳痛を有する疾患がすぐに挙がってくる場合は要注意である。
- 特に高齢者や重篤な基礎疾患がある場合，"下部消化管穿孔"を見逃している可能性すらある。ましてや，魚を生食したという病歴すらとれていないのに，CTなどの画像でアニサキスと判断することは御法度である。
- 腸アニサキス症は正しく診断することによって入院や手術を回避できるメリットと，診断を間違えたときのデメリットを天秤にかけながら考える必要がある。

●文 献
1) 吉田幸雄：図説人体寄生虫学．第4版．南山堂，1991，p90-1．
2) 窪田忠夫，他：超音波医学．2006；33(2)：221-7．

5章　注意を要する診断名はこれだ！

3 特発性細菌性腹膜炎

- SBPでは腹痛全般の圧痛・反跳痛・筋性防御などがみられ，一見，手術をしなければならない身体所見のようにみえる。
- SBPの診断は原則的に除外診断である。「多核白血球数＞250/μL」の基準に頼るのではなく，①肝硬変の存在があること，②二次性腹膜炎の否定，の2点がしっかりクリアできた際にSBPと診断する。

1　症例を見てみよう！

特発性細菌性腹膜炎（spontaneous bacterial peritonitis；SBP）について解説する前に症例を提示したい。

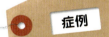

50歳男性，悪性リンパ腫に対して化学療法中

発熱と腹痛があり精査したところ，腹部全般に圧痛と反跳痛があった。
腹部超音波検査を行ったところ，小腸がびまん性に壁肥厚しており，腹水の存在を認めたがフリーエアは認めなかった。腹部CTでも同様の結果であったが，腹痛の原因，発熱の原因として明らかに指摘できる部位は認めなかった。
超音波ガイド下に腹水穿刺を行ったところ，黄色透明で若干の濁りがある排液を認めた。白血球数2,000/μL，顆粒球数950/μLであった。グラム染色の結果は「白血球（＋）/グラム陰性桿菌（＋）」であった。
"腹膜炎"であることは明らかであったが，グラム染色で同定された菌が単一であり，かつ原因となる臓器・部位がはっきりしなかったため"SBP"と診断，抗菌薬治療が開始された。しかし，治療開始翌日にも高熱と腹痛が続いた。
再度CT検査を行ったところ，フリーエアはなかったが腹水の増加を認めた。

腹水も再度採取したところ，肉眼および血球数は昨日と同様の所見であったが，生化学検査でアミラーゼ＞4,000 IU/L，T-Bil 2.7 mg/dLと血清値に比べ高値であった。この結果から腹水中に腸液が混ざっていると考えざるをえず，二次性腹膜炎を疑って緊急手術を行ったところ小腸穿孔であった。

後日判明した腹水培養の結果は，グラム陽性球菌およびグラム陰性桿菌等複数菌が認められた。

2 SBPについて

● SBPの発症機序・原因

- SBPは，基本的に肝硬変が基礎疾患にある場合に発症する疾患であるが，詳しい発症機序は明らかになっていない。
- 消化管穿孔などの一次性疾患がないにもかかわらず発症する腹膜炎で，起因菌は大腸菌などの腸内細菌で原則的に1種類の菌が原因とされている。

● SBPの臨床症状

- 臨床症状は，腹膜炎であるので圧痛・反跳痛・筋性防御が出現する。つまり，一見，手術をしなければならない身体所見のようにみえる。
- SBPと診断がついて，抗菌薬治療が行われた場合の反応は比較的よい。ただし，肝硬変という疾患の病歴を考えたとき，SBPを発症するということ自体はあまりよい状態ではない（要するに肝硬変はかなり悪くなっている）とも言える。

● SBPの診断

- SBPと診断するには原則的に二次性腹膜炎（主に消化管穿孔による）を否定することが必須である。診断基準は「(腹水中)多核白血球数＞250/μL」が用いられる。
- 画像的に虫垂炎の壁肥厚を認めたり，あるいは明らかなフリーエアがあるなどの所見があれば二次性とすることは容易だが，本症例のように画像で原因疾患（病変）がとらえられないときなどが問題となる。

3 なぜSBPと診断する際に注意が必要なのか？

- 先ほど挙げた症例で考えてみよう。本症例でのピットフォールは，「SBPの確定診断

は原則的に除外診断（他疾患ではないという証明をもって診断する）であるのに，他疾患の除外が不十分であった」ことである。

- 担当医の心情を察するに，化学療法中で血球減少等があり，可能な限り手術を避けたいという意向があった上に，以下に挙げた要素を勘案して一次性の感染（＝SBP）という判断になったと想像する。

> - 悪性疾患＋化学療法で易感染性の状態にある。
> - 二次性腹膜炎の原因疾患がはっきりしない。
> - グラム染色で同定された菌が単一であった。
> - CTでフリーエアを認めない。

- 一度診断がつくと，診断や治療方針を変更するのはなかなか容易ではない。実際に本症例は連休中に発症しており，申し送りをされた当直医は痛みの原因がわかっているとして痛みの対処だけを行った。
- 実際には腹痛が改善しないために，何度かコールがあったが，対応した当直医は身体所見だけをみれば汎発性腹膜炎だが「既に（SBPと）診断がついて，治療も開始されているのでこのままでよい」と考えてその日は鎮痛薬を使用するにとどまっている。
- 発見の契機は，翌日の当直医へ引きつぐ際に以下に挙げたことが問題視されたことであり，二次性腹膜炎（つまりは消化管穿孔）を否定するために腹水の性状を調べ直すこととなった。

> - 肝硬変が基礎にないのに，SBPの診断でよいのか？
> - 「グラム染色で同定された菌が1種類＝起因菌が1種類」と判断してよいのか？
> - 悪性リンパ腫の増悪で消化管穿孔はありうるのでは？
> - 逆に化学療法が奏効して腫瘍崩壊（壊死）による消化管穿孔もありうるのでは？

- 本症例から，SBPについてもう一度整理すると，以下の2点に集約される。

> ① 診断は原則的に除外診断である。
> ② 診断基準は「（腹水中）多核白血球数＞250/μL」。

- これらは「①で示す通り一般的に除外診断というのはどんな分野でも難しいが，その一方で②に示す通り（腹水細胞数における）診断基準自体は客観的かつ明確である」という相反する内容となっている。
- つまり，「診断が難しいからこそ，検査結果だけに頼れば簡単に診断できる」ということになってしまう。

- 外科医師はリスクのある患者さんの手術をしたくないのが本音である。そんな外科医が，「このハイリスクな患者さんが汎発性腹膜炎か。やりたくないが手術をしなくてはならないのかな？」と考えているときに以下の情報が手に入ったら，易きに流れる（手術を行わない）可能性が大いにありうる。これがSBPと診断してしまうことの落とし穴である。

> ● フリーエアを認めない。
> ● 細菌が1種類しか見えなかった。

- 文献的にはSBPの診断にグラム染色は有用ではない（治療方針の変更に寄与する可能性が低い）とされている[1]。培養ですら少量では検出率が低いので好気性および嫌気性血液培養ボトルにそれぞれ10mL以上入れることとされている[2]。
- 腹水を積極的に採取してグラム染色で菌種を確かめるという姿勢は肯定されるべきである。ただし，その結果の評価に際しては「菌種が1種類しか見えなかったからSBPとする」のではなく，「1種類とはいえ，通常グラム染色では検出しにくいとされている疾患で菌が同定されたことはおかしい」と考えれば，「一次性腹膜炎よりもむしろ二次性を強く疑うべきでは？」と逆の結果も導くことができる。
- 画像的にフリーエアを認めないことが消化管穿孔の否定にならないことは**2章A4**でも述べた通りで，たとえば外傷での小腸穿孔の初期の画像でフリーエアを認めるのは50％程度にとどまっている。
- 「多核白血球数＞250/μL」の基準に頼るのではなく，下記の2点をしっかりクリアできた際にSBPと診断するほうが無難である。

> ① 肝硬変の存在があること。
> ② 二次性腹膜炎の否定。

- 二次性腹膜炎の否定は，本症例のごとく主に消化管穿孔を否定しなくてはならないので，フリーエアがないときには腹水の生化学検査を行うくらいの周到さが必要となる。SBPとの診断に自信が持てず，身体所見が汎発性腹膜炎であれば手術を躊躇する理由は見当たらない。
- ただし，ベースに肝硬変がある場合の全身麻酔の際の死亡率はChild分類Aが10％，Bが30％，Cでは80％と高率であるので，手術をしない場合の死亡率がこれを上回る場合にしか手術を行わないことになる。
- SBPは基礎に肝硬変があって起因菌は大腸菌やクレブシエラ等の腸内細菌群である

と考えて相違ない。

□→ ただし，例外はあって，肝硬変以外の易感染性病態に対しても起こることがある。ネフローゼ症候群が基礎にある小児に連鎖球菌性の腹膜炎を生じることはよく報告されている[3]。

□→ 名称もSBPではなく"primary peritonitis"とされていることが多い。溶連菌感染に伴う腹膜炎は成人での報告も散見されており，汎発性腹膜炎のため試験開腹しても腹膜炎以外の所見はなく，実際に手術をして実質臓器に有意な所見がないことをもって"primary"であることの確定としている。

□→ したがって，成人でベースに肝硬変がない場合にはやはり安易にSBPとしないほうがよいだろう。

● 文 献
1) Chinnock B, et al:Ann Emerg Med. 2009;54(1):78-82.
2) Runyon BA, et al:Gastroenterology. 1988;95(5):1351-5.
3) Uncu N, et al:Eur J Pediatr. 2010;169(1):73-6.

4 腹部大動脈瘤

- 腹部大動脈瘤で問題となるのは，腹痛で来院した際に腹部大動脈瘤があり，かつ画像上は破裂の所見がないとき．
- 腹部大動脈瘤は破裂にみえないのに破裂していることもあれば，それを恐れるあまり他の疾患への対処が遅れることもある，ということを頭に入れておく．

1 症例を見てみよう！

→ 破裂性腹部大動脈瘤が危険な疾患であることは誰でもわかっているが，病歴と腹部所見だけで疑うことは必ずしも容易ではない．しかし，画像検査（造影CT）にまで進めば診断は困難ではない．

→ 問題は，腹痛で来院した際に腹部大動脈瘤があり，かつ画像上は破裂の所見がないときである．症例を提示してみよう．

80歳女性，突然始まった腹痛のために自宅近くの病院を受診

嘔吐・下痢等の消化器症状はなく発熱もない．その他随伴する症状はない．
既往に高血圧とCOPDあり．喫煙歴20本／日×50年．
来院時バイタルサインでは，血圧140／85mmHg，心拍数84回／分・整，呼吸数22回／分，体温36.4℃．
身体所見では腹部は平坦・軟，腸雑音の亢進あるいは減弱はない．臍から右下腹部にかけて軽度の圧痛を認めた．反跳痛と筋性防御はともに認めない．心房細動などの不整脈の存在ははっきりしなかったが，発症様式が"sudden onset"かつ身体所見で有意なものがなかったので，外してはならない重篤な疾患として上腸間膜動脈塞栓症などの急性腸管虚血を念頭に置いた．

これら血管疾患を否定するために造影CT検査が行われた。その結果，腎下部型の腹部大動脈瘤を認めた。上腸間膜動脈をはじめ腹部主要血管に明らかな閉塞，あるいは狭窄は認めなかった。フリーエアや腹水は認めず，腸管拡張や壁肥厚などの所見もなかった。その他腹痛の原因となる所見は明らかでなかった。

腹部大動脈瘤は最大径57mmで一部壁在血栓を認めたものの，破裂を示唆する所見はなかった。担当医らは，腹部大動脈瘤はあるが破裂の所見がまったくないので今回の腹痛の原因ではないであろうと考えた。その他明らかな痛みの原因となる所見はなく，観察しているうちに痛みはやや軽減したので，近くの総合病院の心臓血管外科外来に紹介受診してもらうことにして帰宅させた。

その2日後，再び腹痛で受診。本人の訴えでは前回帰宅後も腹痛は続いていたが痛みが強くなってきたとのことであった。バイタルサインに著変なく，右下腹部に軽度の圧痛を認めるのみであった。再度腹部CTが撮影された。前回同様に腹部大動脈瘤を認めたが，サイズの変化はなく破裂を疑う所見も認めなかった。回腸に若干の拡張を認めたが，有意な所見ではなかった。腹部大動脈瘤に関しては痛みが強いのに画像所見がまったくないので，むしろ鑑別からの優先順位はこの時点では下がっていた。

痛みの程度はかなり強かったので，ひとまず入院して様子をみることとなった。入院して2時間ほど経過したとき，突然冷や汗をかいてショック状態となった。急速補液で蘇生しながら3度目の造影CTを撮影すると，2度目まではまったく所見のなかった腹部大動脈瘤が破裂していた。直ちに心臓血管外科のある施設に緊急搬送となった。

2 切迫破裂とは

- 症例1はいわゆる"切迫破裂(impending rupture)"という状態で，破裂前の前兆としての腹痛を呈していたのである。
- 切迫破裂の定義については，周囲に血腫は広がっていないものの大動脈内の微細な所見[1]（☞メモ）を有するものを指し，画像的にまったく所見のないものは"有症状腹部大動脈瘤"と称する場合もあれば，微細でも画像的に所見があるものは"破裂"として，画像ではまったく所見がないもののみを切迫（破裂）と言う場合もある。要は画像で何か写っていようがいまいが，痛みがあるということはどこかが既に裂けているわけで，まだ周りに血が漏れていないというにすぎない。

> **メモ**
>
> ### 三日月兆候（crescent sign）
>
> 切迫破裂の微細な所見としては，三日月兆候（図1）が有名である。壁の内膜が裂けることによって，もともとあった壁在血栓の中に出血が広がったものである。既に破裂した腹部大動脈瘤でも認められることがあるが，大動脈外に所見がなくても，この所見があれば切迫破裂ととれる。文献によってはこの状態で既に"破裂"としている[2]。
>
>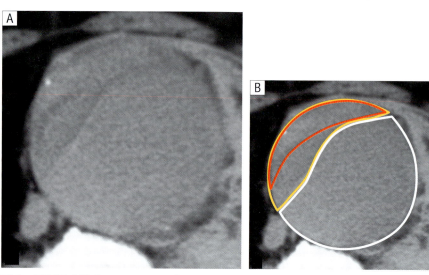
>
> **図1 ▶ 三日月兆候（crescent sign）**
> 破裂性腹部大動脈瘤の例。単純CTだが，Bの白枠が内腔で，黄色枠が壁在血栓を示す。このうち赤枠の三日月状の部分はそれ以外の部分よりCT値が若干高いので新鮮血栓（つまり最近漏れ出た血）の可能性を示唆している。

- 画像で大動脈瘤の周囲に所見がなくても「突然発症の消化器症状を伴わない腹痛（あるいは腰背部痛）」が，他に原因を求められないのであれば破裂性腹部大動脈瘤（切迫破裂）として扱うほうが安全である。
- 破裂性腹部大動脈瘤は50％は生きて病院にたどり着かず，たどり着いても死亡率が50％なので，ひとたび発症すればその時点で助かる確率は25％しかない。したがって切迫破裂の段階で治療につなげることができれば，助かる確率を大幅に高めることができる。したがって，症例1のようなケースで破裂前に認知できることは非常に重要となる。
- しかし，腹痛があって腹部大動脈瘤があったら何でもかんでも切迫破裂を疑えばよいということではない。あくまで，切迫破裂以外に腹痛の原因が説明できない場合だけ，疑うということである。ほかに明らかな腹痛の原因があるのであれば，そちらの治療が優先されるのは言うまでもない。
- 以下に提示する症例2のように，症例1とは逆のケースもありうる。

3 症例1と逆のケース

症例2 75歳男性，腹部大動脈瘤がありA病院でフォローアップ中

朝から腹痛を訴えていたが，様子がおかしいとのことで自宅近くのB病院に救急搬送された．搬送前日にも腹痛にて同病院の救急外来を受診していたが，胃腸炎の診断で帰宅となっていた．

来院時バイタルサインは血圧110/75mmHg，心拍数85回/分，呼吸数28回/分，体温36.4℃．腹部は膨満し，全体に圧痛と反跳痛を認めた．腹部病変の可能性が高かったので腹部CTが施行されたところ結腸がびまん性に拡張していたが，フリーエアや腹水は明らかでなかった．腹部大動脈瘤は最大径48mmで，破裂を示唆する所見は認めなかった．

B病院では，腹痛の原因ははっきりしなかったが開腹手術を考えたほうがよい状態と判断し，腹部大動脈瘤があることからA病院へ搬送するため連絡したところ，緊急手術中で受け入れ困難とのことであった．そこで，緊急開腹手術可能でかつ心臓血管外科がある病院を他にあたったが，受け入れ先はなかなか見つからなかった．

ようやく見つかったC病院へ搬送されたときには，B病院到着から既に5時間が過ぎていた．C病院到着時のバイタルサインは，収縮期血圧70mmHg，心拍数120回/分，呼吸数35回/分，体温35.5℃，GCSはE1V2M5と意識レベルの低下を認めた．ショックおよび呼吸不全にて搬送後直ちに気管挿管となった．血液ガスでは代謝性アシドーシスを認めた．C病院到着時には既に腹部所見がとれる状態ではなかったが，臨床的に敗血症の状態であり，前医での情報に腹膜炎を示唆する所見があったので，緊急手術が施行された．開腹すると全結腸が黒色に変化しており，結腸壊死の状態であった．大腸亜全摘術が施行されてICUで集中治療が継続されたが，多臓器不全が進行し術翌日に亡くなった．

4 破裂していない（ように見える）腹部大動脈瘤への対応

☐→ 症例2は，**2章C5**で提示した広範腸壊死の例で，たまたま腹部大動脈瘤があったという想定のシナリオである．

☐→ B病院の時点で反跳痛があって破裂の所見がないのなら，破裂性腹部大動脈瘤はほぼ否定できたので，大動脈瘤についてはひとまず後回しでよかった．心臓血管外科に関

係なく開腹手術をすればよかったと思われる。

☐→ このシナリオでは，誰もが「もっと早く処置していれば」と考えると思うが，腹部大動脈瘤（あるいは他の大動脈疾患，すなわち陳旧性の大動脈解離や慢性の動脈閉塞など）の存在に引きずられて，本来の腹痛の原因に対するアプローチや対処が遅れてしまうことがある。搬送する側も搬送される側も"大動脈"に構えてしまって，本来の疾患に対して淡々と対処することが，時にできなくなってしまう。

☐→ 無症状の腹部大動脈瘤は最大径55mmで向こう1年間に破裂するリスクは10％程度である。

☐→ 破裂性腹部大動脈瘤は恐ろしい疾患だが，破裂していない（ようにみえる）腹部大動脈瘤も2つの意味で恐ろしい。破裂にみえないのに破裂していることもあれば，それを恐れるあまり他の疾患への対処が遅れることもある。正しく恐れることが重要であろう。

◉文 献
1) Gonsalves CF：Radiology. 1999；211(1)：37-8.
2) Roy J, et al：J Vasc Surg. 2008；48(5)：1108-13.

欧文索引

A
Alvarado score 75

C
CT 検査 2

E
EHEC (enterohemorrhagic *Escherichia coli*) 91

N
NEC (necrotizing enterocolitis) 89
NOMI (non occlusive mesenteric ischemia) 2, 48, 114

O
Ogilvie 症候群 68
OPSI (overwhelming postsplenectomy infection) 84

P
PAS (pediatric appendicitis score) 75
PID (pelvic inflammatory disease) 39, 95

S
SBP (spontaneous bacterial peritonitis) 151
SIRS (systemic inflammatory response syndrome) 147
SLE 117
SMAE (superior mesenteric arterial embolism) 48, 115
SMAT (superior mesenteric arterial thrombosis) 48
SMVT (superior mesenteric venous thrombosis) 48

T
Tokyo Guideline 19

V
VUR (vesicoureteral reflux) 91

和文索引

あ
アニサキス症 148
アニサキス腸炎（腸アニサキス症） 71
アルコール性肝障害 129
悪性リンパ腫 71, 117

い
イレウス 52
胃けいれん 4
胃腸炎 4
胃捻転 83
異物誤嚥 90

う
ウイルス性肝炎 28

え
壊死性腸炎（NEC） 89
炎症性疾患 117

お
黄疸 20
嘔吐 82

か
下腹部痛の鑑別疾患 42
下部消化管穿孔 16, 30
外ヘルニア 60
肝硬変 129
感染性腸炎 46, 149

き
機械的イレウス 54
機能的イレウス 54
虐待 90
急性アルコール性肝炎 28
急性偽性結腸閉塞 68
急性膵炎 14, 16
急性胆管炎 18
急性胆嚢炎 18

急性虫垂炎 35
急性腸炎 71
虚血性大腸炎 28
胸膜炎 111

く
クローン病 71, 117

け
劇症型潰瘍性大腸炎 134
結石性腎盂腎炎 147
結腸憩室炎 44, 46
結腸軸捻転 68
血便 81
限局性腹腔内膿瘍 37

こ
膠原病 117
絞扼性イレウス（絞扼性腸閉塞） 60
高齢者の腹痛 110
骨盤腹膜炎（PID） 39, 95

さ
産婦人科領域の腹痛 94

し
子宮外妊娠 8, 97
子宮留膿腫 8
宿便性穿孔 32
女性の腹痛の鑑別疾患 106
消化管穿孔 5
小腸捻転 84
小腸閉塞 58
小児の虫垂炎 73
小児の腹痛の鑑別疾患 88
上腸間膜静脈血栓症（SMVT） 48
上腸間膜動脈血栓症（SMAT） 48
上腸間膜動脈塞栓症（SMAE） 48, 115
上腹部痛の鑑別疾患 24

上部消化管穿孔 14, 16
心機能低下 116
心筋梗塞 110
心房細動 115
腎盂腎炎 91

せ
精巣捻転 83
穿孔性子宮留膿腫 95
全身性エリテマトーデス（SLE） 71, 117
全身性炎症反応症候群（SIRS） 147

そ
鼠径ヘルニア 89

た
大腿ヘルニア 129
大腸閉塞 46, 64
胆石イレウス 32
胆嚢捻転 84

ち
虫垂炎 22
虫垂憩室炎 40
中腸軸捻転 84
中毒性巨大結腸症 134
腸アニサキス症 148
腸回転異常 84
腸管壊死 5
腸管虚血 48, 70
腸管出血性大腸菌（EHEC） 91
腸重積 68, 77
　——の画像検査 79
腸閉塞 52, 71

て
低体温 117

と
透析患者 114

特発性細菌性腹膜炎（SBP） *151*

な
内ヘルニア　*6, 60*

に
尿管結石　*43, 143*

の
膿胸　*111*

は
ハイリスク患者　*116*
バンド閉塞　*60*
破裂性腹部大動脈瘤　*51*
白血病　*117*
発熱　*117*

ひ
肥厚性幽門狭窄症　*89*
脾臓捻転　*84*
脾摘後重症感染症（OPSI）　*84*
皮膚網状斑（mottling）　*137*
非閉塞性腸管虚血（NOMI）　*2, 48, 114*

ふ
腹腔内出血　*5*
腹痛　*1*
　　——診察のアルゴリズム　*10*
　　——診察の原則　*1*
　　——の発症様式　*9*

腹部全般痛の鑑別疾患　*69*
腹部大動脈瘤　*156*
腹部膨満　*4*
腹壁疾患　*113*
複雑性（結石性）腎盂腎炎　*147*

へ
閉鎖孔ヘルニア　*129*
便秘　*4, 92*

ほ
蜂窩織炎性虫垂炎　*37*
膀胱尿管逆流（VUR）　*91*
傍十二指腸ヘルニア　*6*

ま
慢性アルコール中毒　*28*
慢性膵炎　*28*

も
門脈圧亢進　*129*

ゆ
癒着性腸閉塞　*54*

よ
腰椎疾患　*113*

ら
卵巣茎捻転　*8, 72, 83*
　　——の画像　*102*
卵巣出血　*8, 97*

jmedmook 次号予告

次号は2016年12月25日発行！

あなたも名医！
プライマリケア現場での女性診療

jmed 47

押さえておきたい33のポイント

神戸市立医療センター中央市民病院産婦人科副医長　池田裕美枝 [他編]

目次

第1章　女性診療の基本
1. 女性の診かた (1) ── 女性のライフコースアプローチを実践しよう
2. 女性の診かた (2) ── 統合医療
3. 女性の診かた (3) ── 医療面接のポイント
4. 性差医療を理解しよう
5. 女性の味方 "低用量ピル"

第2章　こんなケースはどう診たらいいの？
──ライフステージ別女性診療

A　思春期〜生殖年齢期
1. 「健診で貧血と言われました」
2. 「生理痛がひどいです」
3. 「性感染症が心配です」
4. 「帯下が気になります」
5. 「月経周期が不順です」
6. 「ここ半年月経が止まっています」
7. 「右下腹部が痛いです！」
8. 「私，まだ赤ちゃんを産めますか？」
9. 「月経が止まるまで練習しろと言われています」
10. 「訳もなくイライラして涙も出て会社に行けなくなることがあります」

B　周産期
1. 「妊娠中に薬を飲んでも大丈夫ですか？」
2. 「妊娠9カ月，お腹が痛い！」
3. 「出産のあとから涙が止まりません」

C　更年期
1. 「顔にばっかり汗をかきます」
2. 「最近食欲がなくて眠れません」

D　老年期
1. 「最近たまごの上に座ってるみたいです」
2. 「背中が痛いんです」

第3章　こんな女性をみるときはどうする？
1. 外陰部疼痛症
2. 慢性骨盤痛

第4章　予防も大事！
1. 乳癌検診──乳房診察のしかたとスクリーニング対象について
2. 子宮頸がん検診
3. ワクチン
4. "妊娠負荷試験"を人生に生かす
5. 性教育に行こう

第5章　社会問題
1. 性暴力被害と緊急避妊
2. DV，デートDV
3. LGBT
4. ワーク・ライフ・バランスとダイバーシティ

コラム1　流産経験者の心について知って下さい
コラム2　LGBT患者の立場から
コラム3　児童虐待防止・予防は産婦人科から

---

jmedmook
偶数月25日発行　B5判／約170頁

定価（本体3,500円＋税）　送料実費
〔前金制年間（6冊）直送購読料金〕
21,000円＋税　送料小社負担

著者

窪田忠夫（くぼた ただお）
東京ベイ・浦安市川医療センター外科

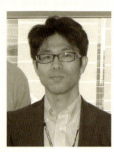

【プロフィール】
1997年東京慈恵会医科大学卒業。沖縄県立中部病院，国立循環器病研究センター病院，千葉西総合病院，沖縄県立北部病院を経て現職。

専門領域：一般外科

あなたも名医！
パターンとキーワードで考える腹痛診療
重大疾患を見逃さないアプローチ法はこれだ！

ISBN978-4-7849-6446-8 C3047 ¥3500E
本体3,500円＋税

2016年10月25日発行　通巻第46号

編集発行人　梅澤俊彦
発行所　　　日本医事新報社　www.jmedj.co.jp
　　　　　　〒101-8718　東京都千代田区神田駿河台2-9
　　　　　　電話（販売）03-3292-1555　（編集）03-3292-1557
　　　　　　振替口座　00100-3-25171
印　刷　　　ラン印刷社

© Tadao Kubota 2016 Printed in Japan

デザイン／大矢高子

- 本書の複製権・翻訳権・上映権・譲渡権・公衆送信権（送信可能化権を含む）は（株）日本医事新報社が保有します。

JCOPY ＜(社)出版者著作権管理機構　委託出版物＞
本書の無断複写は著作権法上での例外を除き禁じられています。複写される場合は、そのつど事前に、(社)出版者著作権管理機構（電話 03-3513-6969，FAX 03-3513-6979，e-mail:info@jcopy.or.jp）の許諾を得てください。